MON CAHIER KILOS ÉMOTIONNELS

— JOHANNE AVERDY —

ILLUSTRATIONS
COUVERTURE : ISABELLE MAROGER
INTÉRIEUR : SOPHIE RUFFIEUX

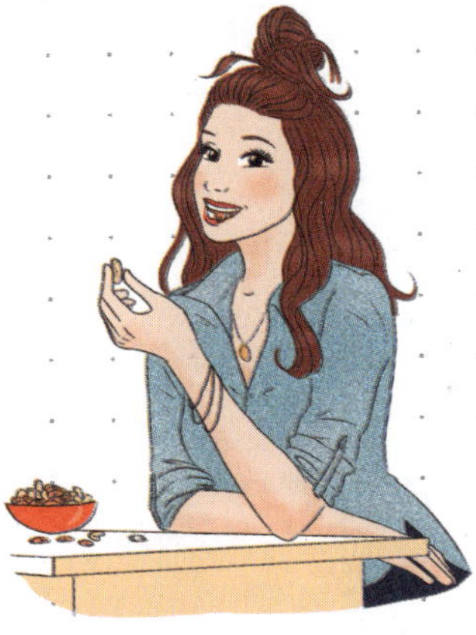

SOLAR EDITIONS

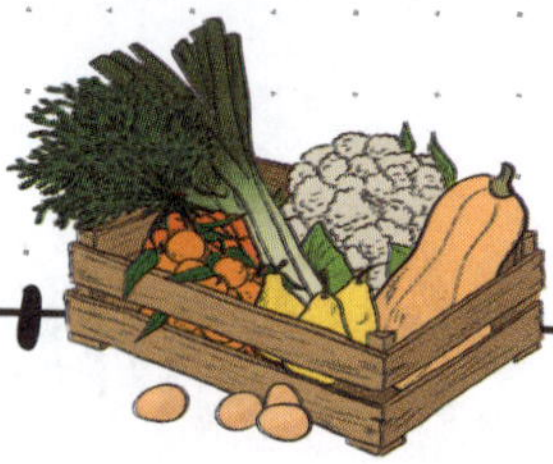

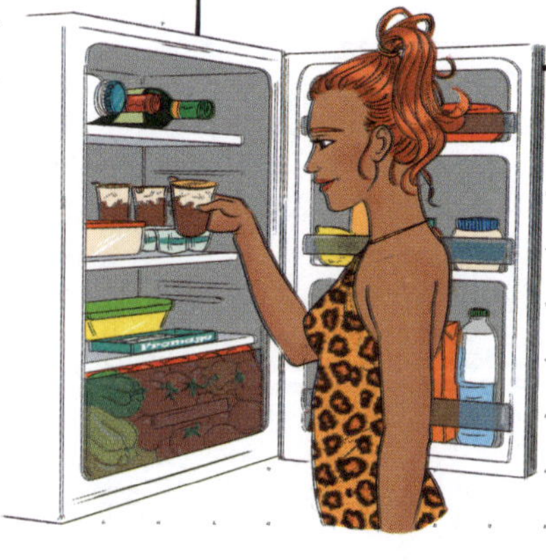

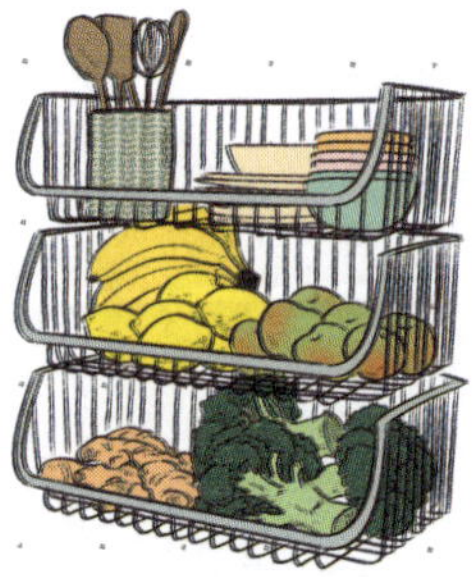

INTRODUCTION

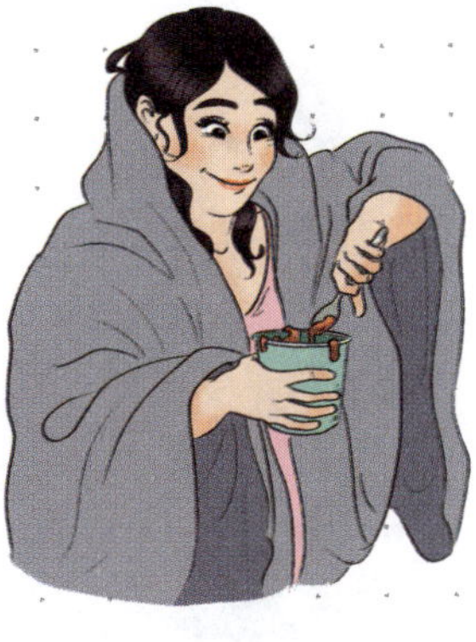

Si vous avez ce cahier entre les mains, c'est sans doute parce que vous avez remarqué que votre façon de manger reflétait votre état intérieur et vos émotions : quand vous allez bien, vous mangez bien, et quand vous allez mal, vous mangez mal ! Eh oui, dès que vous vous sentez triste, en colère, seule, fatiguée ou stressée, une seule chose vous apaise : la nourriture. Tous les aliments-doudou vous soulagent et vous réconfortent alors. Mais au fur et à mesure des années, votre relation à la nourriture finit par avoir un impact visible sur votre silhouette et surtout sur votre confiance en vous. Les kilos émotionnels, vous les portez !

Alors, quelle est la solution ? Se remettre au régime ? Ah, les régimes, vous les avez déjà tous essayés, sans succès ! À chaque fois c'est le même scénario : vous vous privez, vous arrivez à peu près à vous contrôler, vous perdez du poids, puis tôt ou tard vous craquez, vous culpabilisez, vous vous mettez à tout dévorer, et en moins de temps qu'il ne vous faut pour dire le mot « chocolat », vous avez repris tout le poids perdu (et même plus !)

Si vous souhaitez vous sentir de nouveau légère, bien dans votre peau et épanouie dans votre corps, la clé n'est pas d'être « plus motivée » ni de « résister » davantage aux tentations alimentaires. Au contraire, vous avez besoin de désamorcer vos tensions intérieures et d'identifier les vraies raisons qui vous poussent vers la nourriture à la moindre contrariété…

Ce cahier va vous montrer pas à pas comment renouer avec vos sensations alimentaires, dompter les émotions qui vous poussent à trop manger et remettre la nourriture à sa place, à savoir une place secondaire dans votre vie. La bonne nouvelle, c'est que cette approche ne demande ni motivation ni efforts extrêmes. Vous avez simplement besoin de mobiliser votre curiosité et votre sens de l'observation. Oui, pour vous libérer de vos kilos émotionnels, vous allez mener l'enquête et découvrir qui vous êtes, quels sont vos vrais besoins et comment les combler de façon satisfaisante !

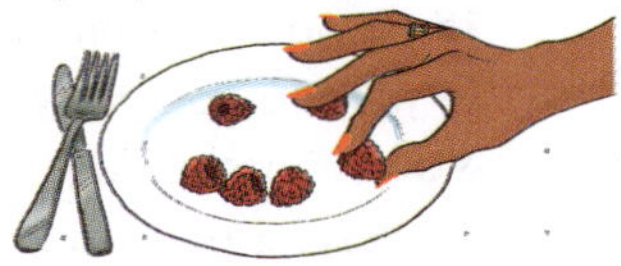

Prête à redevenir une femme libre et une mangeuse sans complexe ni culpabilité ? C'est parti !

TEST

QUELLE MANGEUSE ÉMOTIONNELLE ÊTES-VOUS ?

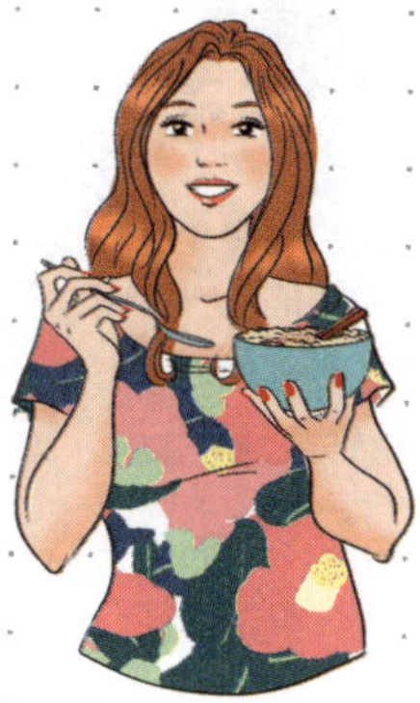

Notre façon de manger en dit long sur notre personnalité et sur notre sensibilité. Utilisez-vous la nourriture pour retrouver le contrôle, décompresser ou anesthésier les émotions qui vous dérangent ? Quelles émotions et quelles situations sont le plus susceptibles de vous faire manger ? Faites le test et découvrez votre profil !

Face à une situation difficile…

○ Vous prenez sur vous : ce n'est pas le moment de craquer.

△ Vous vous inquiétez d'abord pour vos proches.

□ Vous éclatez en sanglots sans pouvoir vous contrôler.

Vous êtes invitée à une soirée où vous ne connaissez pas grand monde…

○ Vous écoutez les autres, mais ne parlez pas de vous : hors de question de révéler votre intimité à des inconnus !

△ Vous papillonnez et discutez avec tout le monde, à la fin de la soirée tout le monde connaît votre prénom !

□ Vous cherchez désespérément du regard des visages familiers car vous vous sentez perdue.

Devant un buffet à volonté…

○ Vous prenez la plus petite assiette et votre œil laser a déjà repéré les options les moins caloriques.

△ Vous avez envie de profiter : vous prenez un peu de tout pour goûter quitte à remplir deux assiettes.

□ Vous vous sentez perdue : vous avez beaucoup de mal à choisir et à évaluer les quantités.

Vous faites les soldes avec votre meilleure amie et flashez sur un sac à main disponible dans trois couleurs…

○ Vous optez sans hésiter pour le noir, une valeur sûre et sans risque.

△ Incapable de choisir, vous prenez le sac dans les trois couleurs – après tout c'est une super affaire !

□ Vous demandez l'avis de tout le monde, mais vous êtes tellement indécise que vous préférez ressortir sans rien acheter, de peur de vous tromper.

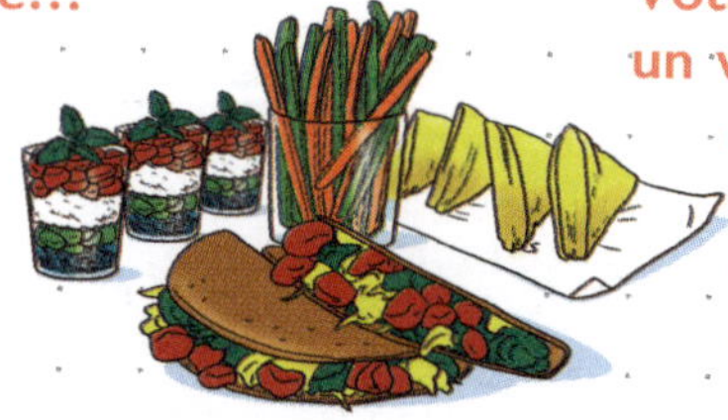

Votre chéri vous annonce un week-end surprise…

○ Vous n'aimez pas trop les surprises et l'imprévu, vous le questionnez pour savoir où il vous emmène.

△ Reconnaissante, vous réfléchissez immédiatement à ce que vous allez pouvoir lui offrir en retour.

□ Prise au dépourvu, vous êtes envahie par un mélange d'angoisse et d'excitation et ne savez pas comment réagir.

Vous devez déjeuner avec un collègue peu bavard…

○ Tant mieux ! Vous en profitez pour expédier le déjeuner et vous remettre plus vite au boulot. Une pile de dossiers vous attend !

△ Comme d'habitude, vous posez des tonnes de questions et faites la conversation.

□ Vous êtes gênée et vous vous demandez pourquoi votre collègue ne vous aime pas.

La dernière fois que vous avez abandonné un régime, c'était parce que…

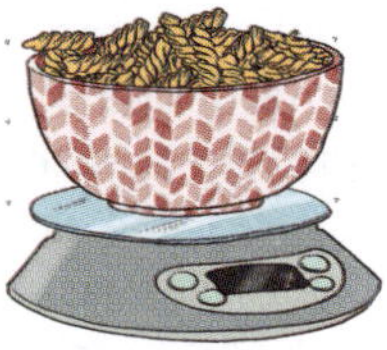

○ Il fallait compter et peser tous les aliments. Vous y arriviez bien au début, mais au bout d'un moment ça vous a rendue dingue.

△ On vous demandait de renoncer à certains aliments que vous adorez comme le pain, les pâtes, le fromage ou le chocolat.

□ Vous n'arrivez jamais à rester constante et motivée plusieurs jours de suite.

À choisir, où préférez-vous passer votre dimanche après-midi ?

○ Dans votre appartement impeccablement nettoyé et rangé, avec un bon bouquin.

△ Au hammam, avec au programme gommage, massage et pâtisserie orientale.

□ Dans un jardin zen, à contempler la nature, à écouter le bruit de l'eau et le chant des oiseaux.

Le paquet de gâteaux du placard vous appelle…

○ Vous commencez par un yaourt 0% et un carré de chocolat noir 70% dans l'espoir que votre envie passe.

△ Vous ouvrez le paquet et le partagez avec votre entourage. Vous ferez attention demain !

□ Vous foncez dévorer le paquet sans réfléchir et, la bouche encore pleine, vous cherchez ce que vous allez pouvoir manger d'autre dans la foulée.

Vous êtes plus susceptible de compenser sur la nourriture…

○ Quand vous êtes en colère, frustrée ou anxieuse.

△ Quand vous vous sentez seule ou que vous vous ennuyez.

□ Quand vous vous sentez trahie, mise de côté ou dévalorisée.

Après un déjeuner trop copieux entre amis…

○ Vous planifiez un dîner léger et une séance de sport pour vite rattraper cet écart.

△ Foutu pour foutu, vous prenez un digestif avec les copains.

□ Vous faites bonne figure, mais intérieurement vous avez envie de pleurer.

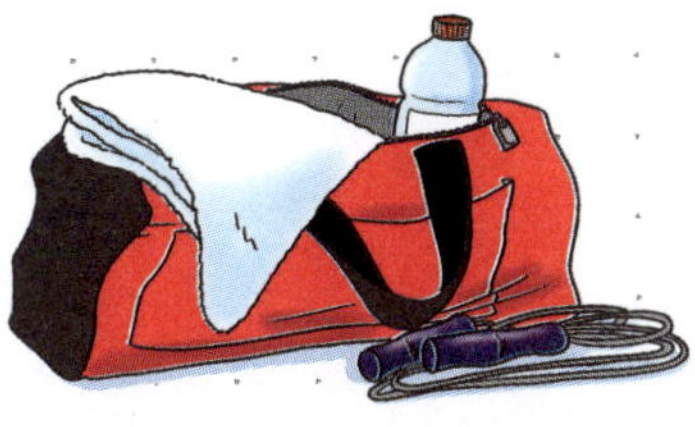

Comment votre entourage vous décrit-il?

○ Exigeante et perfectionniste, vous aimez que les choses soient bien faites et vous n'êtes pas du genre à vous laisser marcher sur les pieds.

△ Généreuse et bienveillante, vous êtes toujours là pour les autres, vous ne savez pas dire non et on profite parfois de votre gentillesse.

□ Sensible et vulnérable, on dit de vous que vous êtes «trop émotive», vous défendez les causes qui vous tiennent à cœur et vous détestez l'injustice.

FAITES LES COMPTES!

○	△	□

Vous avez une majorité de ○ : *Vous êtes du genre à vouloir tout contrôler dans votre vie et dans votre assiette.*

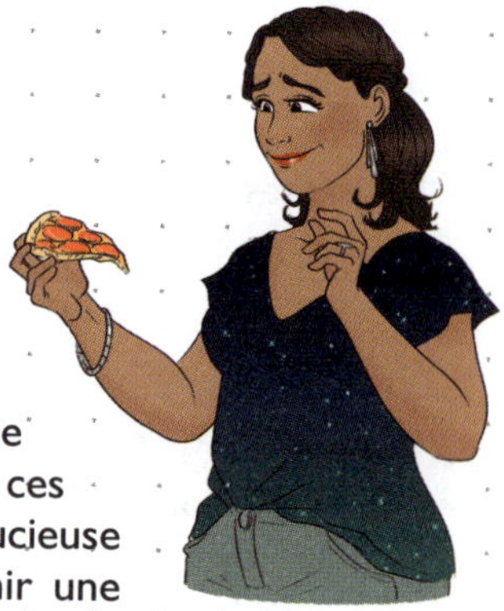

Vous aimez l'ordre et chez vous, rien ne dépasse! Véritable *control freak*, vous avez besoin de maîtriser chaque détail de votre vie et de votre agenda. Gestion des courses ou des projets au boulot : vous êtes la reine de l'organisation et de la planification. Vous êtes consciencieuse et avez le sens du détail. C'est d'ailleurs grâce à cette rigueur et à cette détermination que vous en êtes là aujourd'hui. Seul grain de sable qui vient saboter ces rouages parfaitement huilés : votre relation à la nourriture! Soucieuse de votre image et de votre apparence, vous souhaitez entretenir une silhouette irréprochable. Le problème c'est que, après une dure journée de boulot, il vous est impossible de vous contrôler vis-à-vis de la nourriture comme vous le souhaiteriez. Comme Superman devant de la kryptonite, vous vous sentez subitement faible et impuissante face à un paquet de cookies ou une pizza 4 fromages. Les choses vous échappent, et ça vous énerve. Vous voulez que ça change!

➡ ***Il est temps pour vous de découvrir le lâcher-prise et le plaisir.***
Vous pensez que vous avez besoin de plus de volonté pour résister. En réalité, ce dont vous avez besoin, **c'est de relâcher la pression**. Vous êtes comme un élastique sur lequel on tirerait très fort en permanence. Pas étonnant que tôt ou tard vous craquiez sur la plaquette de chocolat ou le paquet de chips, pour décompresser! Le chapitre 1 va vous permettre de découvrir comment lâcher prise face à vos exigences, décoder vos émotions et profiter de la vie plus simplement. Votre esprit va s'alléger et votre corps aussi, forcément!

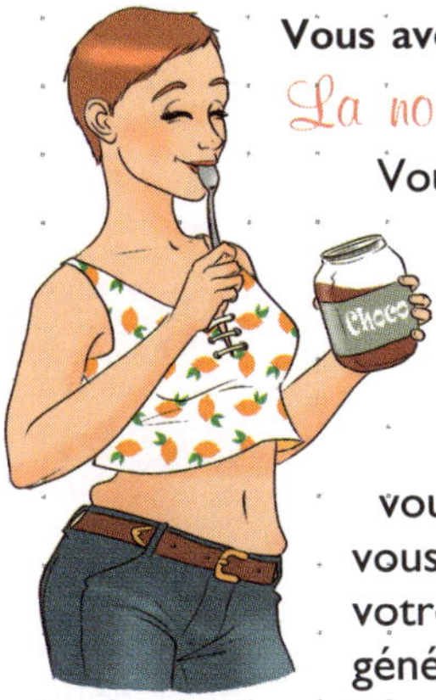

Vous avez une majorité de □ : Vous êtes du genre à tout donner aux autres. La nourriture est tout ce qu'il vous reste.

Vous êtes consciente que le bonheur est aussi précieux que fragile. Du coup, dès que l'opportunité se présente d'aider ou de remonter le moral à quelqu'un de votre entourage, c'est plus fort que vous, vous foncez ! Votre meilleure amie qui vient de se faire larguer, votre collègue à la bourre sur ses dossiers ou votre mère qui vient de se fâcher avec la voisine, tout le monde sait qu'on peut toujours compter sur vous. Le problème, c'est que vous avez tendance à reléguer vos besoins à vous au second plan. Résultat : c'est dans la nourriture que vous trouvez à votre tour un peu d'amour et de réconfort. Et comme vous êtes du genre généreux, quand vous vous faites plaisir, vous n'y allez pas avec le dos de la cuillère… c'est le pot de crème glacée qui y passe !

➾ ***Vous avez besoin de prendre soin de vous sans plus attendre.***
Dans le chapitre 2, vous allez apprendre à dire non, à mettre des limites et à vous faire passer en priorité, sans vous sentir coupable ni égoïste. À la clé : une énergie et une vitalité vraiment au top, des relations plus saines et la satisfaction de ne plus avoir besoin de compenser avec la nourriture.

Vous avez une majorité de △ : Vous êtes submergée par vos émotions, et la nourriture vous sert d'anesthésiant émotionnel.

Hypersensible, vous ressentez les choses puissance 1 000 : les bruits, les odeurs, les lumières… et les émotions ! Vous êtes intuitive, et votre entourage apprécie votre écoute et vos conseils pleins de sagesse. Pourtant votre état émotionnel intérieur ressemble aux montagnes russes : vous passez en quelques heures de l'euphorie aux larmes. Vous êtes sensible à la critique, mais vos amis vous reprochent parfois d'être susceptible, à fleur de peau. Résultat : vous vous sentez souvent seule et incomprise. Submergée par tous ces ressentis, vous mangez pour vous calmer et vous anesthésier. Évidemment, l'apaisement est de courte durée, mais les kilos en trop, eux, s'accrochent pour de bon et votre confiance s'envole…

➾ ***Vous avez besoin d'apprendre à accueillir vos émotions.***
Faire de son hypersensibilité une force, ne plus se laisser « bouffer » par ses émotions, c'est possible. Et c'est exactement ce que vous allez apprendre dans le chapitre 3. À la clé : des limites saines, une meilleure écoute de vos besoins et plus d'assurance au quotidien. Vous allez renaître !

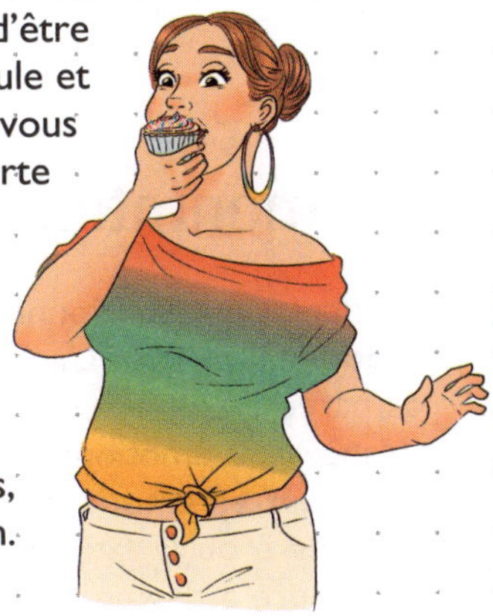

Chapitre 1

Pourquoi je mange mes émotions ?

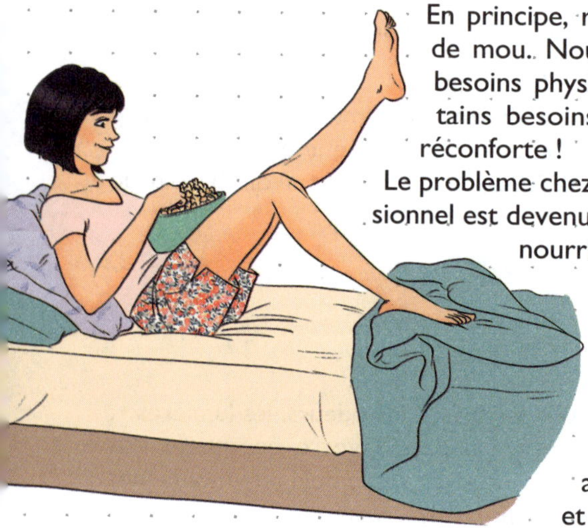

En principe, rien d'anormal à manger quand on a un petit coup de mou. Nous ne mangeons pas seulement pour satisfaire nos besoins physiologiques, nous mangeons aussi pour remplir certains besoins émotionnels. Oui, manger fait du bien, manger réconforte !

Le problème chez vous, c'est que ce petit remontant censé être occasionnel est devenu systématique. Vous vous tournez désormais vers la nourriture à la moindre contrariété, et ce, quasi quotidiennement. Résultat : les kilos s'accumulent et votre insatisfaction aussi. Dans ce chapitre, vous allez enfin comprendre le rôle de l'alimentation émotionnelle dans la gestion de vos émotions, pourquoi vous vous tournez vers les produits riches et sucrés dans ces moments-là, et pourquoi ces aliments comblent tous vos manques… Fini la honte et la culpabilité ! Vous allez vous sentir plus légère de l'intérieur et commencer un grand changement !

L'alimentation émotionnelle, c'est quoi ?

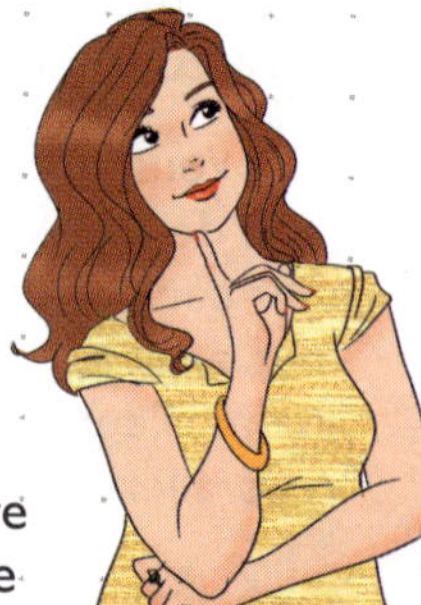

L'alimentation émotionnelle, c'est le fait de manger en réponse au ressenti émotionnel plutôt qu'au ressenti de la faim ou de la satiété : on ne mange pas parce qu'on a faim, mais pour faire face à nos émotions.

« Manger ses émotions », c'est utiliser la nourriture pour faire face au stress et aux autres émotions inconfortables de la vie comme la colère, l'ennui, la tristesse ou la fatigue. On pense souvent que manger sert uniquement à répondre à des besoins physiologiques, en apportant le carburant nécessaire à notre corps. C'est faux ! En réalité, l'alimentation joue également un rôle homéostatique en aidant le corps à maintenir un état interne relativement stable malgré les changements extérieurs. Autrement dit, l'alimentation joue aussi le rôle de régulateur émotionnel naturel ! Manger fait du bien ! Oui, le chocolat et les chips, c'est délicieux. Mais ce n'est pourtant pas la seule raison qui explique que l'on se régale autant à manger ces aliments…

Mon ADN est programmé pour aimer manger en cas de coup dur…

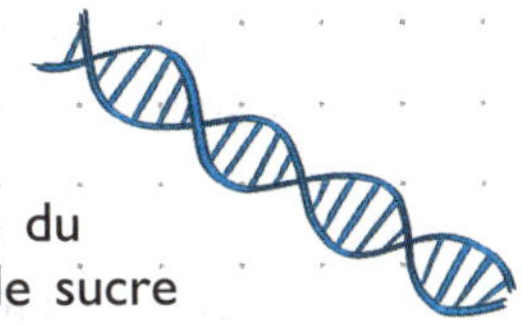

Gérer votre poids serait tellement plus simple si vous perdiez l'envie du sucre, pas vrai ? D'ailleurs vous avez peut-être déjà essayé d'arrêter le sucre pendant quelque temps dans l'espoir de ne plus y être accro ? La réalité, c'est qu'aucune cure de désintox ne pourra jamais complètement vous libérer du plaisir de manger du sucre. Pourquoi ? Parce que trouver du plaisir dans les produits gras et sucrés est une prédisposition génétique. Cette attirance gustative est un mécanisme physiologique qui a pour but d'assurer notre survie depuis l'ère préhistorique. Car il n'y a pas si longtemps (enfin, quelques millions d'années, mais l'ADN humain évolue moins vite que la technologie !), le risque principal de notre ancêtre, la femme préhistorique, était de mourir de froid ou de faim. Alors l'encourager à se régaler des produits les plus riches en énergie était un moyen de maximiser ses chances de survie.

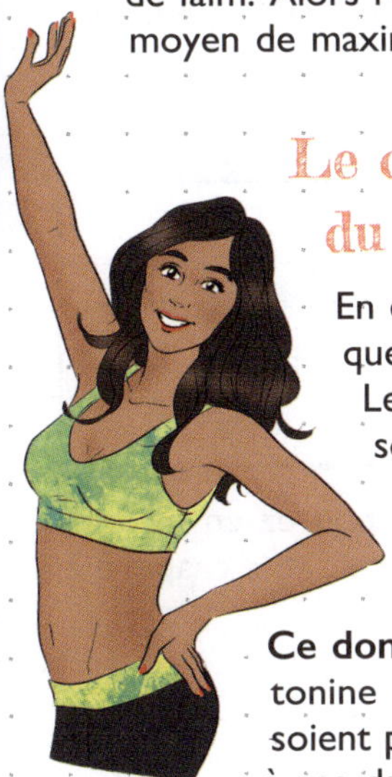

Le cocktail gras + sucré et les hormones du bonheur…

En conséquence, rien d'anormal à vous sentir plus attirée par les sucreries que par les brocolis quand ça ne va pas ou quand vous êtes stressée. Le sucre va déclencher un afflux de sérotonine, un neurotransmetteur souvent appelé hormone du bonheur, et le gras va provoquer une montée d'endorphine, qui soulage la douleur et accroît le plaisir jusqu'à provoquer parfois une sensation d'euphorie… Bref, le cocktail le plus efficace pour se détendre, se relaxer et atteindre le nirvana rapidement !

Ce dont vous avez besoin ? Faire remonter votre niveau de sérotonine en cultivant de nouveaux plaisirs dans votre vie, qui ne soient plus systématiquement alimentaires. Vous serez guidée pas à pas dans le chapitre 4.

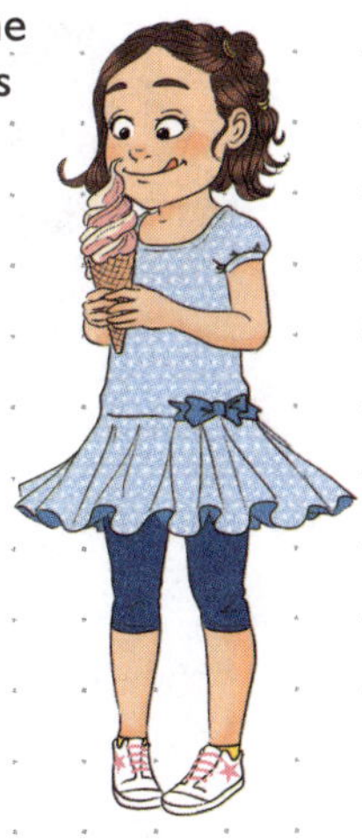

La nourriture est associée aux émotions depuis notre enfance

Quelles que soient vos origines, vous avez forcément des histoires et des souvenirs autour de la nourriture depuis votre plus jeune âge. Il faut dire que pour beaucoup de familles, manger c'est sacré ! Manger, c'est l'occasion de se retrouver, de découvrir, de partager, d'échanger. Les repas

jouent le rôle de liant, de ciment social. Parfois ils sont aussi révélateurs des tensions et des incompréhensions au sein de la famille.
Résultat : la nourriture renvoie tour à tour à une récompense (« Tu as été sage, tiens un bonbon ! »), à une punition (« Tu seras privée de dessert ! »), à un réconfort (le pot de glace après une rupture amoureuse) ou à des moments de joie (les gâteaux d'anniversaire, la dinde partagée en famille à Noël, les restos entre copains, le cornet de glace dégusté au bord de la mer)… Toutes les émotions ressenties dans ces moments-là s'imprègnent en nous.

La madeleine de Proust

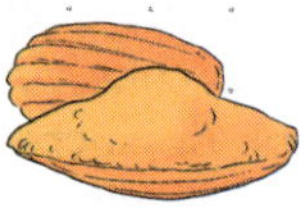

Oui, manger un aliment a aussi le pouvoir de provoquer une réminiscence, c'est-à-dire de réactiver en nous le souvenir d'un moment ou d'une personne. C'est ce que décrit avec beaucoup de justesse Marcel Proust dans son roman *Du côté de chez Swann* : il raconte comment déguster une petite madeleine l'a renvoyé à son enfance et au souvenir de sa tante Léonie, qui le réveillait le dimanche matin en le laissant manger une bouchée de la petite madeleine qu'elle venait de tremper dans son thé. C'est la fameuse histoire de « la madeleine de Proust ». Une expression devenue commune pour décrire ces micro-évènements et ces aliments qui font ressurgir des souvenirs heureux du passé, des actes mineurs en apparence, mais porteurs d'une forte charge émotionnelle.

Quelles sont mes madeleines à moi ?

ALIMENT CHARGÉ ÉMOTIONNELLEMENT	SOUVENIR ASSOCIÉ
Le croissant aux amandes	*Les réveils en douceur du dimanche matin quand j'étais enfant*

Vous êtes incapable de résister face à ces aliments-doudou ? Vous pouvez en manger jusqu'à en avoir mal au ventre ? Soyez rassurée, vous n'avez pas à y renoncer, et le chapitre 2 va vous montrer comment décupler le plaisir d'une simple bouchée…

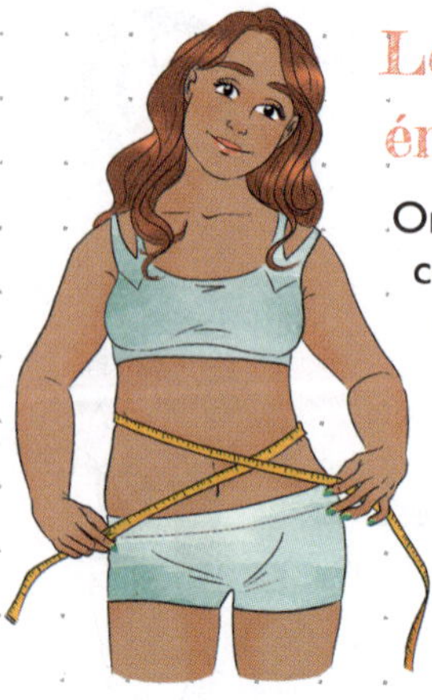

Les régimes amplifient l'alimentation émotionnelle

On ne va pas se mentir, nous évoluons dans une société qui voue un culte à la minceur. Perdre du poids est devenu l'obsession principale, toutes générations confondues. Les médias scrutent les silhouettes des stars, les réseaux adoubent les « avant/après » montrant des pertes de poids massives, et des mannequins filiformes squattent les podiums et les vitrines des magasins de vêtements. Résultat : que vous soyez officiellement au régime ou pas, la norme comportementale pour la plupart des femmes est de toujours « faire attention » et de se limiter, pour éviter de grossir. C'est ce qu'on appelle la restriction cognitive.

Je me sens frustrée et je mange encore plus !

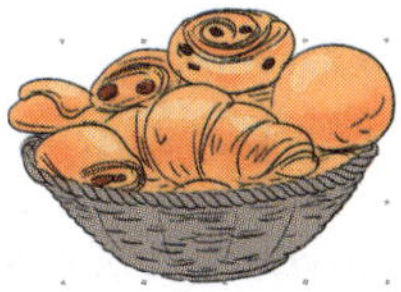

En effet, se prendre la tête en permanence avec ce qu'on a le droit ou pas de manger, ce qui est autorisé ou interdit, crée une frustration et une tension intérieure permanentes. On se retrouve à devoir gérer des émotions négatives supplémentaires liées à la restriction (« Il faut que je tienne bon, mais au fond c'est pas juste, ça me met en colère, moi aussi je voudrais manger tout ce que je veux ! »). Et à votre avis, comment gérez-vous ces émotions négatives qui vous submergent ? En mangeant, pardi ! En vous jetant tôt ou tard sur tout ce qui est interdit, vous ressentez un bénéfice immédiat : vous soulagez votre corps et votre esprit de cette tension intérieure. L'inconvénient, c'est que pour trois ou quatre kilos que vous vouliez perdre, c'est le double que vous prenez ! Alors évidemment, comme l'obsession de la perte de poids reste forte, vous vous promettez malgré tout de mieux faire la prochaine fois. Et c'est reparti pour le cycle infernal !

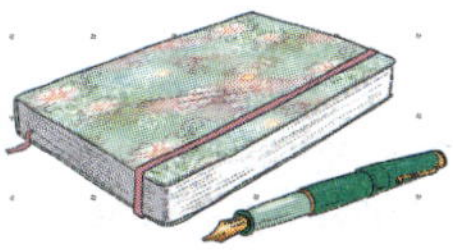

Les régimes et moi

Prenez quelques instants pour regarder dans le rétroviseur et lister tous les régimes, méthodes ou programmes alimentaires que vous avez déjà essayés au cours de votre vie. La perte de poids a-t-elle été au rendez-vous ?

LES RÉGIMES OU MÉTHODES QUE J'AI ESSAYÉS :	NIVEAU DE FRUSTRATION : FAIBLE/MOYEN/FORT	LE RÉSULTAT QUE J'AI OBTENU À COURT TERME	LE RÉSULTAT QUE J'AI OBTENU À LONG TERME

Les régimes vous ont fait grossir, pas vrai ? La raison principale est que les régimes brouillent la communication naturelle entre votre corps et votre cerveau. La *diet culture* vous a conditionnée à faire davantage confiance à une méthode plutôt qu'aux signaux naturels de faim et de satiété que votre corps vous envoie. Vous allez reprendre le pouvoir en vous rendant compte que votre capacité à vous nourrir de façon saine et savoureuse est totalement innée (voir le chapitre 2) !

Manger, la meilleure parade pour gérer mes émotions !

La vie n'est pas un long fleuve tranquille

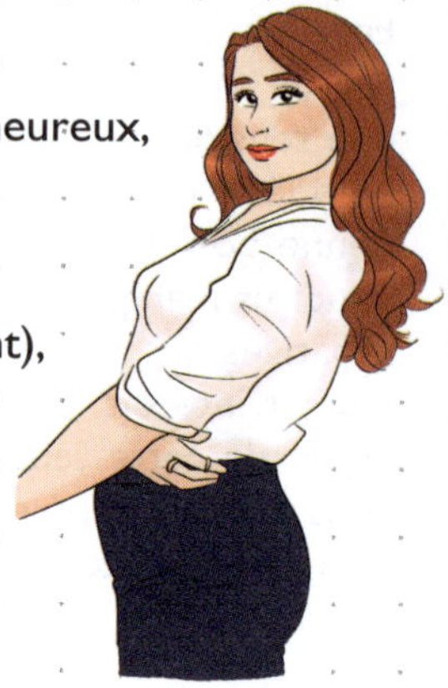

Votre vie est faite d'expériences et d'événements heureux ou malheureux, auxquels vous réagissez par des émotions qui vous aident à naviguer.

Une émotion, c'est quoi ?

Le terme « émotion » provient du latin *emovere* (mettre en mouvement), c'est-à-dire qu'une émotion est un état affectif bref et intense qui vous incite à réagir immédiatement. Par exemple, la peur vous indique la présence d'un danger et vous pousse à fuir, la joie vous encourage à renouveler le comportement qui vous a permis de vous sentir bien, la tristesse vous aide à tourner la page… Chaque émotion vous guide et colore vos expériences de façon plus ou moins agréable.

Des réactions psychophysiologiques complètes !

Les émotions déclenchent des réactions en chaîne non seulement au niveau biologique (dans notre cerveau, nos muscles, notre rythme cardiaque, nos hormones), mais aussi au niveau psychologique.
En effet, si les émotions sont des états brefs et passagers, leur répétition peut déclencher des sentiments profonds, de véritables constructions mentales qui s'installent et perdurent. Par exemple, si, enfant, vous aviez peur (émotion) du chien du voisin qui vous jappait dessus, vous pouvez développer de l'insécurité (sentiment) à la seule vue d'un chien.

La palette de nos émotions grandit au fil des années

Les quatre premières émotions que l'on vit dès l'enfance sont appelées les émotions fondamentales : il s'agit de la joie, de la tristesse, de la peur et de la colère.
À l'âge adulte, on doit faire face à de nouvelles émotions sociales qui se construisent dans le temps, au gré de nos expériences de vie et de l'environnement dans lequel nous évoluons. Dans cette liste non exhaustive on trouve l'amour, l'angoisse, la haine, la frustration, la honte, la culpabilité, la fierté, la jalousie, l'ennui, la solitude, le dégoût, la peur du rejet, la fatigue, l'anxiété, etc. Bref, le bagage émotionnel que chacun porte en soi, loin de s'alléger avec le temps, a plutôt tendance à devenir de plus en plus lourd à porter et à gérer.

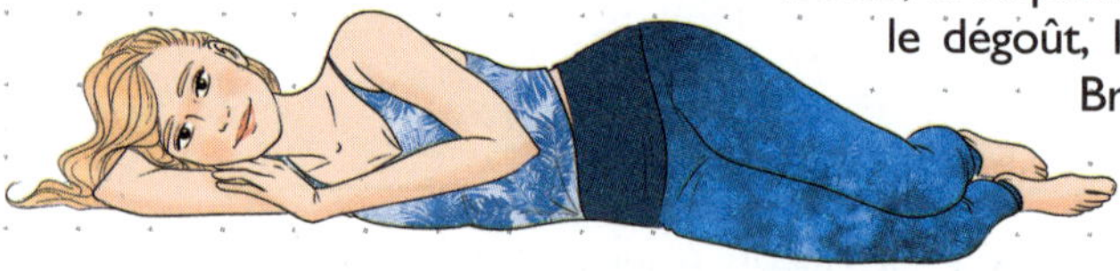

Face aux émotions, nous ne sommes pas tous égaux

Les émotions ne sont pas mauvaises en soi. Il existe simplement autant de réactions que d'êtres humains sur notre planète. Face à l'échec par exemple, certaines personnes vont

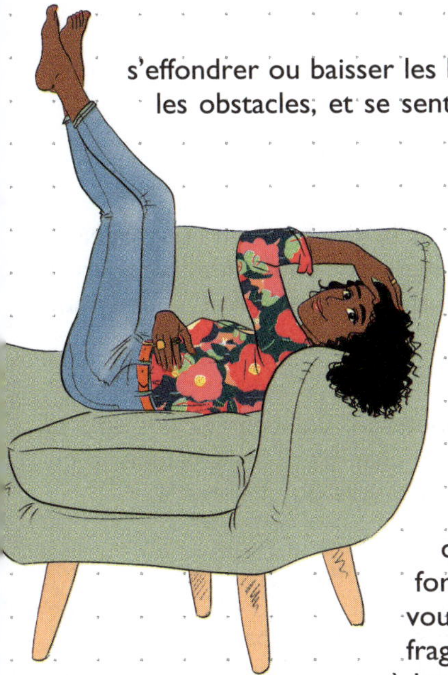

s'effondrer ou baisser les bras quand d'autres redoubleront d'efforts pour surmonter les obstacles, et se sentiront grandies par l'expérience.

Quand les émotions ressemblent à des tsunamis

Si vous avez ce cahier entre les mains, il y a de fortes chances que vous ayez tendance à vous sentir facilement submergée par vos émotions. Les émotions, vous les vivez « puissance 1 000 ». Quand vous aimez, vous vous enflammez. Quand ça ne va pas, vous ne voulez plus voir personne… Quand vous êtes triste, vous vous noyez dans votre chagrin. Quand vous êtes frustrée, vous vous sentez comme une lionne en cage. Quand on vous blesse, c'est tout votre cœur qui saigne. Vous en avez assez de vivre ces montagnes russes émotionnelles et vous pensez que, pour gérer la situation, vous devez apprendre à être forte et à contrôler les oscillations ? En vérité, si les émotions vous submergent, ce n'est pas parce que vous êtes faible ou fragile. C'est simplement parce que vous n'avez jamais appris à les identifier ni à les accueillir.

Et si vous étiez hypersensible ?

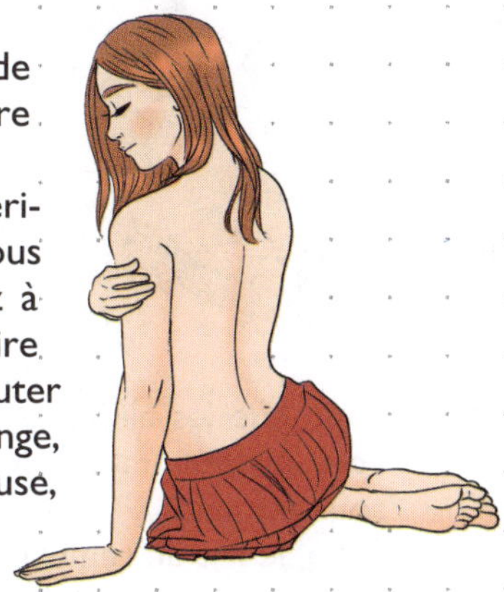

On vous dit fragile ou émotive et vous le vivez comme un aveu de faiblesse. En réalité, vous êtes simplement une grande sensible… voire une hypersensible !
Les mangeuses émotionnelles partagent le point commun d'être de véritables éponges à émotions : vous êtes bienveillante, empathique, vous vous souciez des autres et du bonheur de vos proches, vous avez à cœur de bien faire. Mais quand il s'agit de vous, vous ne savez pas dire non ni stop, vous ne mettez jamais de limites, vous ne savez pas écouter vos besoins ni vous protéger. Résultat : vous n'êtes plus une éponge, vous devenez une serpillière émotionnelle ! Et c'est cela qui vous use, vous pousse à vous dévaloriser et à manger pour retrouver un peu de réconfort…

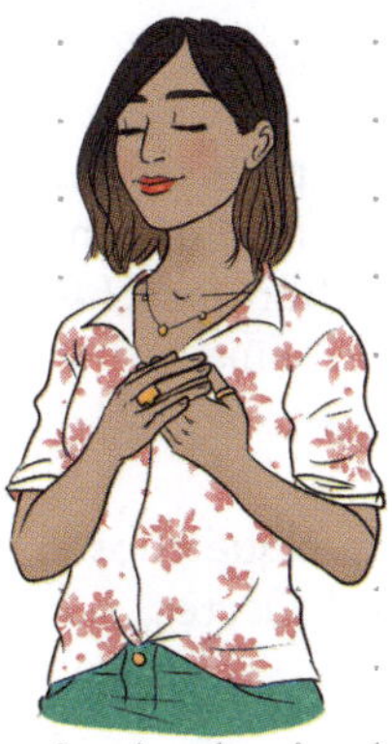

10 signes qui montrent que vous êtes hypersensible

Cochez les affirmations qui vous correspondent !

- [ ] Vous êtes ultra-connectée aux émotions des autres
- [ ] Vous vous sentez souvent irritable, fatiguée et vidée
- [ ] Vous êtes sensible aux bruits, lumières, odeurs…
- [ ] Vous avez une grande intuition
- [ ] Vous êtes méticuleuse, vous faites attention aux détails
- [ ] Vos réactions sont immédiates (larmes, colère…)
- [ ] Mais vos décisions sont longues à prendre

- [ ] Vous avez du mal à digérer les événements du passé
- [ ] Vous êtes facilement stressée et anxieuse face à l'avenir
- [ ] Vous avez souvent besoin de vous isoler pour être seule, au calme

Vous avez coché 7 cases ou plus ?
L'hypersensibilité vous caractérise. Mais pas question que vous le viviez comme un fardeau ! Au contraire, l'hypersensibilité va devenir votre superpouvoir puisque vous allez apprendre à vous ancrer en nourrissant vos faims profondes et en vous mettant des limites saines pour préserver votre énergie au quotidien (voir p. 52).

Vous avez coché 6 cases ou moins ?
Vos kilos émotionnels sont plutôt le fruit des régimes à répétition. Concentrez vos efforts sur la redécouverte de vos sensations alimentaires grâce au chapitre 2 puis remettez du plaisir et du mouvement physique dans votre vie grâce aux conseils du chapitre 4.

Manger procure un réconfort immédiat

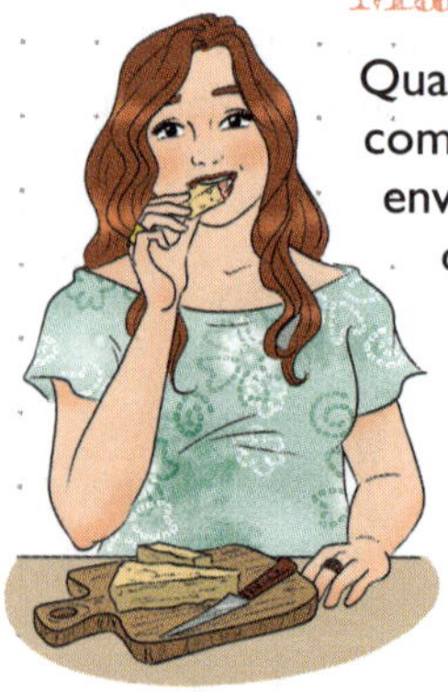

Quand vous mangez, vous oubliez tous vos soucis l'espace d'un instant, comme par magie. Manger, c'est une façon d'anesthésier vos émotions envahissantes, de vous évader, de remplir un vide, de combler des manques, de vous apaiser, de vous réconforter.

La nourriture : un véritable calmant en cas de stress

Les aliments à la texture molle ou fondante en bouche (comme les gâteaux, le pain de mie, le fromage ou le chocolat) font l'effet d'un calmant buccal.
Le fait de prendre un aliment et de le porter à votre bouche de façon répétée constitue une gestuelle qui calme l'anxiété (c'est cette même gestuelle qui pousse les fumeurs à continuer de fumer). Pas étonnant du coup que les aliments de petite taille (bonbons, biscuits apéritifs ou petits gâteaux sucrés) vous plaisent tant : ils vous permettent de répéter encore et encore cette sensation de soulagement.
Enfin, le fait de remplir votre estomac vous procure une sensation de satisfaction immédiate. C'est ce qu'on appelle la « plénitude gastrique ».

Pas besoin d'ordonnance !

En soutenant nos états émotionnels, la nourriture pourrait presque s'apparenter, par certains aspects, à un antidépresseur ou à un anxiolytique efficace. Pourtant pas besoin d'ordonnance pour passer à table ! La nourriture reste un remède simple, accessible, bon marché, moralement et socialement accepté et toujours disponible, de jour comme de nuit…

Émotions et action

L'émotion inconfortable que vous ressentez a pour but de vous inciter à faire quelque chose, à passer à l'action. Et c'est bien ce que vous faites finalement… en mangeant ! Certes, sur le long terme, manger ne résout rien aux raisons profondes de votre inconfort (nous aurons l'occasion d'en parler en détail dans les prochaines pages). Au contraire, cela ajoute le problème de la prise de poids ! Pourtant, sur le court terme, manger vous donne l'illusion que vous êtes actrice de la situation : non, vous ne faites pas « rien » face aux choses qui vous tracassent. Quand vous mangez, vous n'êtes pas dans l'immobilisme, vous agissez… en tout cas en apparence !

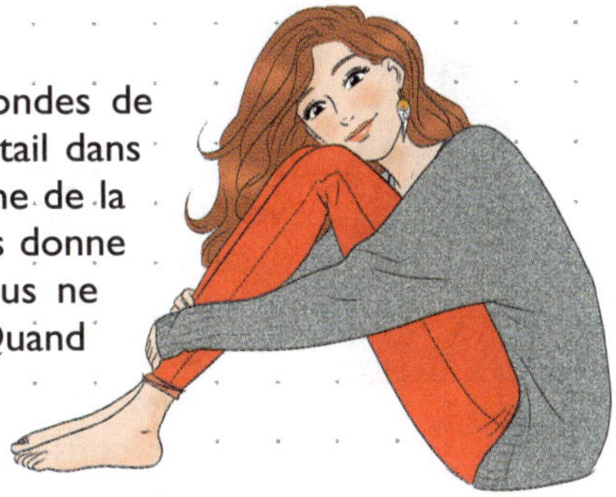

Pourquoi manger mes émotions me fait grossir ?

Un peu ça passe, mais tout le temps ça casse !

Un chagrin d'amour, une contrariété au travail, un moment d'ennui et c'est tout le pot de glace ou la tablette de chocolat qui y passe. Si ce type de comportement alimentaire est occasionnel, il n'y aura pas d'incidences majeures sur votre corps, puisque l'équilibre alimentaire se fait sur plusieurs jours et même plusieurs semaines. En revanche, si dévorer des produits gras et sucrés à la moindre contrariété est devenu une véritable habitude, cela va forcément avoir un impact sur votre silhouette et votre poids !

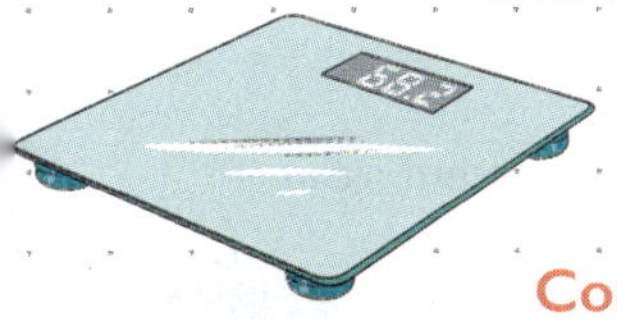

Comment ça marche ?

Chez les femmes, ces kilos s'accumulent généralement autour de la taille, des hanches, des fesses et des cuisses. Et l'alternance entre périodes de privation (régimes) et épisodes de compulsions alimentaires (craquages) accélère ce processus de prise de poids : c'est le fameux effet yoyo ! Vous voulez perdre trois kilos et au final vous en prenez cinq… que vous essayez de perdre avec une autre méthode… qui vous en fait reprendre six ! À cela s'ajoute une multitude d'autres troubles désagréables dont on parle peu : mauvaise digestion, gaz, ballonnements, constipation ou rétention d'eau. Le paradoxe, c'est que vous réagissez peut-être aujourd'hui à ces symptômes inconfortables… en mangeant davantage. Car, vous l'avez compris, sur le moment, manger booste artificiellement votre sentiment de bien-être et réduit les douleurs. Évidemment, le retour à la réalité est d'autant plus difficile !

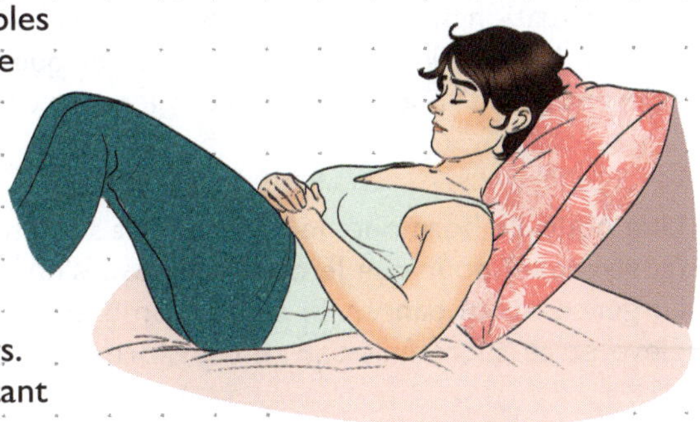

Je grossis parce que je mange plus que ce dont j'ai besoin

La raison principale de votre prise de poids est que la faim émotionnelle est totalement déconnectée de la faim physiologique : quand vous mangez vos émotions, vous êtes déconnectée de vos sensations alimentaires (notamment la faim et la satiété), qui sont des signaux naturels envoyés par votre corps pour vous indiquer s'il a ou non besoin de recevoir de la nourriture, et de quel type de nourriture il s'agit.

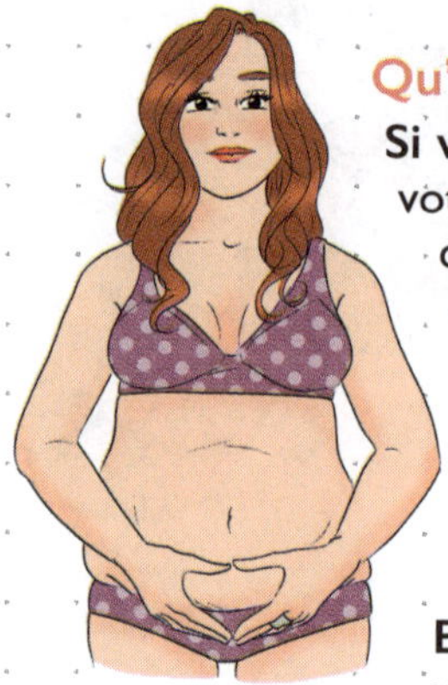

Qu'est-ce qui se passe quand je mange au-delà de ma faim ?

Si vous mangez, alors que vous n'avez pas faim, des aliments riches dont votre corps ne sait pas quoi faire, votre corps fait son boulot en stockant ce surplus d'énergie à la place qui lui est dédiée : dans les adipocytes, ces cellules graisseuses qui servent de stockage pour la graisse blanche. **Si vous continuez de manger au-delà de la satiété**, vous continuez de saturer les mécanismes naturels de régulation de votre corps, par conséquent, les cellules graisseuses ayant une capacité maximale, elles finissent par se multiplier pour fournir un espace de stockage supplémentaire.

Bilan des courses ? Non seulement vous prenez du poids, mais en plus vous développez une capacité à prendre encore plus de poids dans le futur. Vous comprenez donc l'importance de vous reconnecter au plus vite à votre corps et à vos sensations alimentaires. Soyez rassurée ! C'est exactement ce que ce cahier va vous aider à faire.

Le stress : l'ennemi n° 1 de mes kilos en trop

Si vous n'arrivez pas à maigrir malgré tous vos efforts, que vos kilos restent tout particulièrement accrochés autour de votre ventre et de votre taille, et que vous êtes du genre anxieux, il y a fort à parier que vos kilos en trop soient… des kilos de stress.

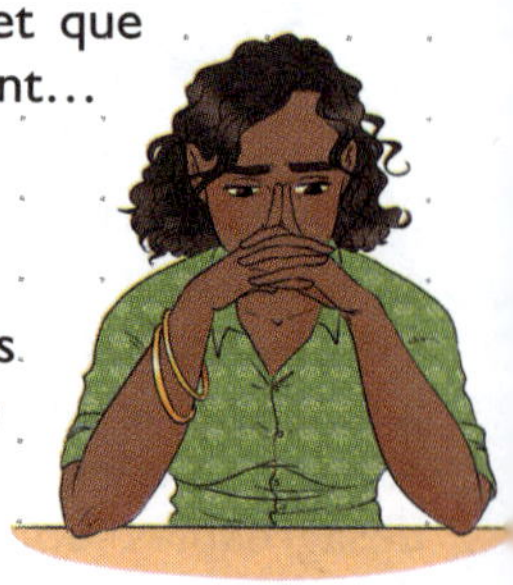

Le stress, quèsaco ?

Le stress est juste une réaction normale de votre corps permettant de vous adapter aux changements et aux dangers. Dès que vous êtes confrontée à une situation stressante, les glandes surrénales libèrent des hormones comme l'adrénaline. Votre rythme cardiaque et votre respiration s'accélèrent afin d'apporter plus d'oxygène aux muscles et au cœur.

Si la situation stressante persiste…

Une nouvelle hormone, le cortisol, est sécrétée. Elle augmente le taux de sucre dans le sang (la glycémie) pour que le corps dispose d'une énergie immédiate afin de réagir rapidement à l'urgence ou au danger. Si ce phénomène se répète trop souvent, le taux de glycémie reste élevé et ce sucre finit par se transformer… en graisses !

Et en cas de stress chronique ?

Le problème c'est qu'aujourd'hui votre vie va à 100 à l'heure, et il se peut que ce stress soit devenu chronique chez vous. Conséquence : l'hormone du stress (cortisol) atteint un niveau trop élevé et augmente le stockage des graisses au niveau de la sangle abdominale, dans le but de garder des réserves pour votre survie. Résultat sur la balance : perdre du poids devient un combat perdu d'avance, et vous ne comprenez pas pourquoi vous grossissez, même sans faire d'excès.

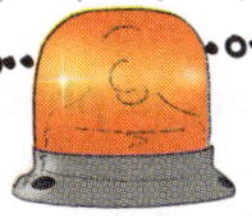

7 signes de stress chronique qui doivent vous alerter

- Le matin, vous êtes rarement en grande forme, vous êtes tout le temps fatiguée.
- Vous êtes tendue, facilement irritable, vous manquez de patience.
- Vous avez des douleurs musculaires ou articulaires.
- Vous avez du mal à vous concentrer et à mémoriser des informations, vous devez tout noter.
- Niveau repas, c'est tout ou rien : soit vous ne pouvez rien avaler, soit vous dévorez tout (et dans ce cas, vous vous jetez sur les aliments gras et sucrés).
- Vous souffrez d'inconforts digestifs : gaz, ballonnements, constipation.
- Côté silhouette, même en mangeant très peu, vous ne perdez pas de poids…

Attention, ces informations sont données à titre indicatif et ne remplacent pas une consultation chez un professionnel de santé.

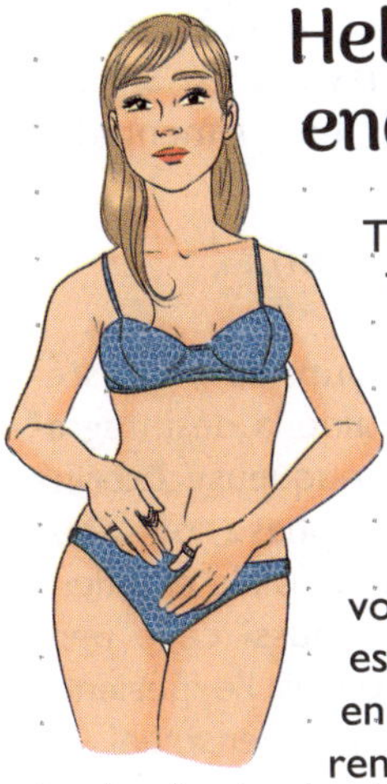

Help, mon cycle féminin me fait manger encore plus !

Tous les mois, c'est la même chose : vos règles, vous les sentez arriver ! Tensions dans la poitrine, ventre qui gonfle, poussée d'acné, troubles du transit, montagnes russes émotionnelles (avec une forte tendance au bad mood, il faut l'avouer) et surtout… fringales et compulsions sucrées ! Vous subissez les symptômes désagréables du syndrome prémenstruel (SPM). Cette période de quelques jours avant l'arrivée des règles peut être délicate chez certaines femmes sur le plan physique et émotionnel, voire extrêmement pénible. La meilleure façon de prévenir ces désagréments est de bien comprendre le fonctionnement du cycle tout entier (28 jours en moyenne) et de ne pas lutter contre le rythme et les besoins des différentes phases qui se succèdent.

À la découverte de mon cycle menstruel

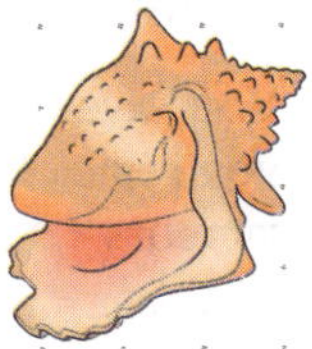

Le cycle féminin est à la base de la vie humaine. Et pourtant, le sujet reste tabou et peu expliqué. C'est pourtant indispensable pour comprendre le lien entre les modifications hormonales durant les différentes phases et ce que vous ressentez d'un point de vue physique et émotionnel.

Le cycle, comment ça marche ?

Le cycle féminin se compose de quatre phases qu'on peut décrire comme les quatre saisons :

1re phase, les menstruations (jour 1 à 6 environ) : c'est notre hiver, on reste au chaud. Le jour 1 correspond au début des règles. Le sang menstruel provient de la muqueuse utérine qui se désintègre, provoquant les douleurs au ventre. Cette période est éprouvante et les interactions sociales nous fatiguent. Nous n'avons qu'une seule envie : passer la journée tranquillement au lit à regarder des séries sans que personne ne vienne nous déranger ! Ce dont nous avons vraiment besoin c'est de calme et de repos.

2e phase, la phase folliculaire (jour 7 à 13 environ) : c'est notre printemps, on plante les graines.

C'est la phase de production des follicules (les futurs ovules) sous l'impulsion de l'augmentation des œstrogènes. Notre corps se prépare à accueillir une grossesse potentielle. C'est de loin la phase durant laquelle on a le plus d'énergie et de motivation. C'est la phase idéale pour se lancer dans de nouveaux projets qui nous tiennent à cœur.

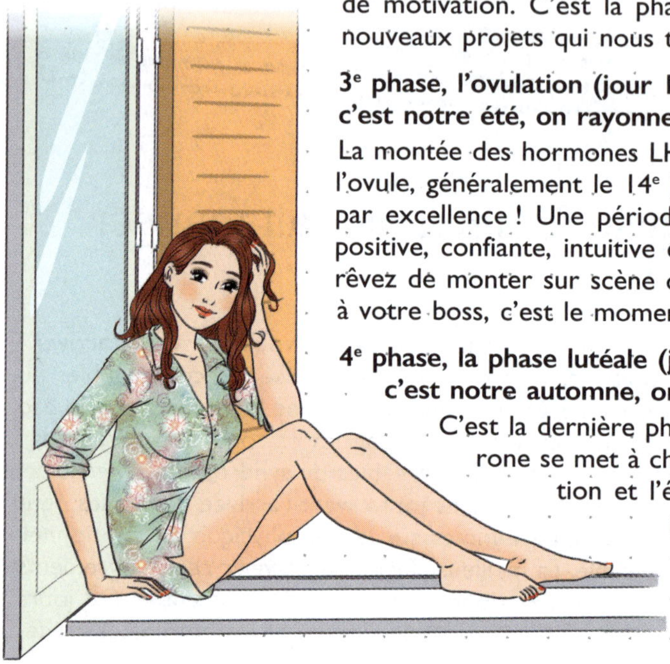

3e phase, l'ovulation (jour 14 à 20 environ) : c'est notre été, on rayonne.

La montée des hormones LH et FSH provoque la libération de l'ovule, généralement le 14e jour. C'est la période de fécondité par excellence ! Une période durant laquelle on se sent plus positive, confiante, intuitive et tournée vers les autres. Si vous rêvez de monter sur scène ou de demander une augmentation à votre boss, c'est le moment !

4e phase, la phase lutéale (jour 21 à 28 environ) : c'est notre automne, on lâche prise.

C'est la dernière phase du cycle. Le taux de progestérone se met à chuter, ce qui entraîne la désintégration et l'évacuation de la muqueuse utérine (règles). C'est la phase où nous sommes la plus sensible et à fleur de peau. C'est aussi celle pendant laquelle on fait l'expérience du syndrome prémenstruel.

Pourquoi a-t-on plus faim avant et pendant nos règles ?

Vous avez remarqué que vous aviez plus d'appétit et plus d'envies de sucre avant et pendant vos règles ? C'est tout à fait normal ! Cela s'explique tout simplement par trois principaux facteurs :

▷ **L'augmentation des besoins caloriques** de 5 à 10 % pendant la phase lutéale, au cas où l'ovule serait fécondé et qu'il faudrait assurer la croissance du fœtus.

▷ **Les variations hormonales à l'approche des règles** déclenchent une baisse de la sérotonine, ce neurotransmetteur qui agit en quelque sorte comme notre antidépresseur naturel. En réaction, le corps réclame des glucides (les plus simples à assimiler correspondant au sucre raffiné) qui ont la capacité de faire remonter ce taux de sérotonine.
Pas étonnant qu'on ressente des fringales sucrées dans ces moments-là !

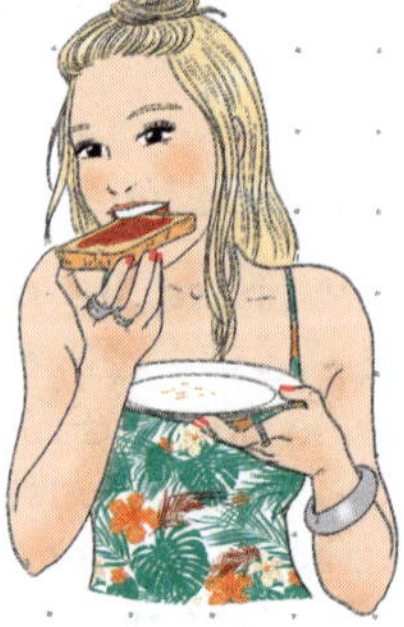

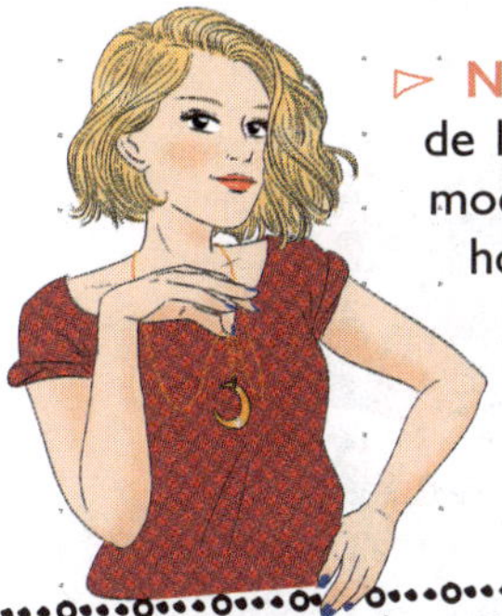

▻ **Notre nature cyclique et la vie moderne :** par nature, le rythme de la femme est cyclique et changeant, pourtant le rythme du monde moderne dans lequel nous évoluons reste masculin et patriarcal. Les hommes n'ont pas de cycle hormonal très marqué, ils fonctionnent davantage sur un mode binaire jour/nuit : ils dorment la nuit quand ils sont fatigués (ils sont en mode OFF) et se réveillent chaque matin pleins d'énergie (mode ON activé) et ainsi de suite, jour après jour.

Pour ne plus avoir besoin de supporter le rythme à coup de chips et de sucreries, il est vital d'identifier et d'anticiper ces moments où vous avez besoin de lever le pied, en adaptant peut-être votre charge de travail et vos engagements pro et perso. Pour cela vous pouvez télécharger une application de suivi de votre cycle menstruel, comme Clue (application gratuite dans sa version basique tout à fait suffisante).

Résultat : pour tenir vous aussi cette cadence effrénée et indifférenciée 7 jours sur 7, vous avez peut-être tendance à tirer sur la corde même dans les moments où votre corps vous appelle à vous replier et à vous reposer. Dans ces moments-là, manger vous aide à tenir le rythme qui vous est imposé.

La nourriture : amie ou ennemie ?

« Mon problème, c'est la bouffe »

« Je suis accro à la bouffe », « Je n'ai pas de volonté », « Je ne sais pas me contrôler », « Je suis faible devant le sucre », le vocabulaire que vous utilisez en dit long sur votre relation avec la nourriture. Aujourd'hui vous êtes peut-être convaincue que votre problème principal, c'est la nourriture ! Elle vous veut du mal et vous empêche d'atteindre vos objectifs de perte de poids.

La nourriture, votre doudou

Même si ça vous paraît contre-intuitif (pour l'instant), il y a toujours une intention positive derrière vos compulsions alimentaires. Au niveau biologique, votre corps réagit aux signes de stress et veut assurer votre survie en vous faisant manger. Au niveau émotionnel, la nourriture agit comme un pansement, un doudou, un réconfort. La nourriture, c'est l'amie toujours fidèle au poste, quand personne d'autre n'est là pour vous comprendre, vous soutenir, vous rassurer. Malgré vos crises de colère contre elle, vos insultes, votre rejet, cette amie reste impassible à vos côtés.

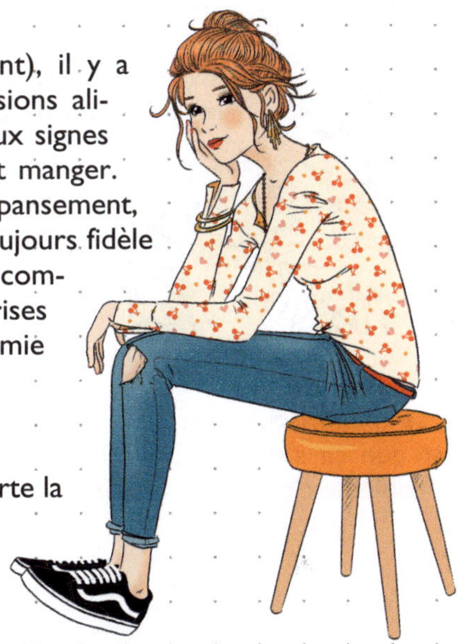

J'honore le rôle de la nourriture dans ma vie

Et si vous preniez conscience de tout ce que vous apporte la nourriture (et pas « la bouffe ») sur le plan émotionnel ?

Mon exercice de gratitude

En réalisant cet exercice, vous allez commencer à déprogrammer la croyance toxique selon laquelle la nourriture vous veut du mal et vous allez développer des émotions positives face à votre alimentation.

Comment je m'y prends ? Commencez par cocher et compléter les affirmations qui vous correspondent dans la liste suivante :

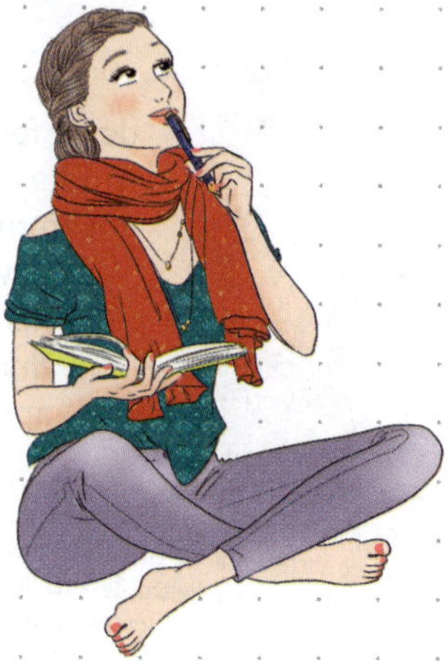

Sur le plan émotionnel, la nourriture…

- ☐ me procure des moments de bonheur
- ☐ booste mon moral
- ☐ me réconforte
- ☐ me protège
- ☐ me rassure par son abondance
- ☐ est source de plaisir immédiat
- ☐ anesthésie mes douleurs morales
- ☐ me distrait
- ☐ m'aide à évacuer le trop-plein de stress
- ☐ soulage mes peurs et mes angoisses
- ☐ absorbe ma colère et ma frustration
- ☐ remplit le vide/comble l'absence
- ☐ me tient compagnie
- ☐ trompe l'ennui
- ☐ m'aide à déconnecter
- ☐ ....
- ☐ ....

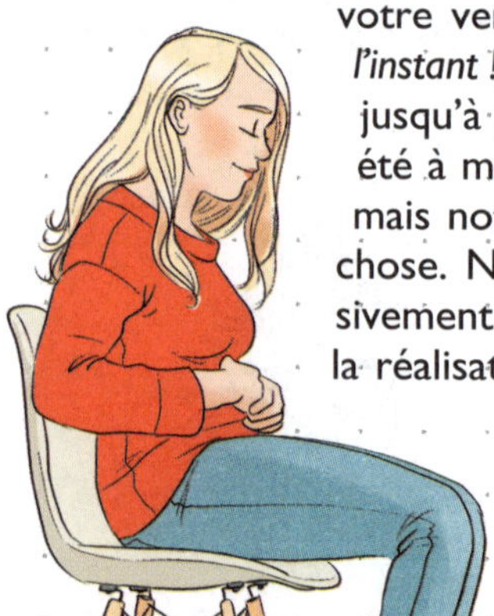

Une fois la liste complétée, fermez les yeux. Posez les deux mains sur votre ventre *(même si vous n'aimez pas cette partie de votre corps pour l'instant !)* et remerciez la nourriture pour tout ce qu'elle a fait pour vous jusqu'à présent : « Merci de m'avoir aidée et soutenue, merci d'avoir été à mes côtés tout le long du chemin. Je sais que tu veux mon bien, mais notre relation va progressivement évoluer car j'ai besoin d'autre chose. Nous allons collaborer pour que tu puisses retrouver progressivement ta place, qui est principalement de soutenir mon énergie dans la réalisation de mes projets ! »

Je craque et je mange trop ? Un signal d'alarme dans ma vie

Une compulsion alimentaire, c'est exactement comme une alarme qui se déclenche pour vous signaler que quelque chose ne va pas dans votre vie et mérite votre attention. On ne va pas se mentir, quand le bruit strident de la sirène retentit, vous n'avez qu'une seule envie, c'est que ça s'arrête. Du coup vous montez sur un tabouret et vous enlevez les piles. Le problème c'est qu'en faisant cela, vous soulagez peut-être la nuisance immédiate (le bruit), mais vous passez à côté du vrai danger qui vous menace (des fumées toxiques, un incendie…).

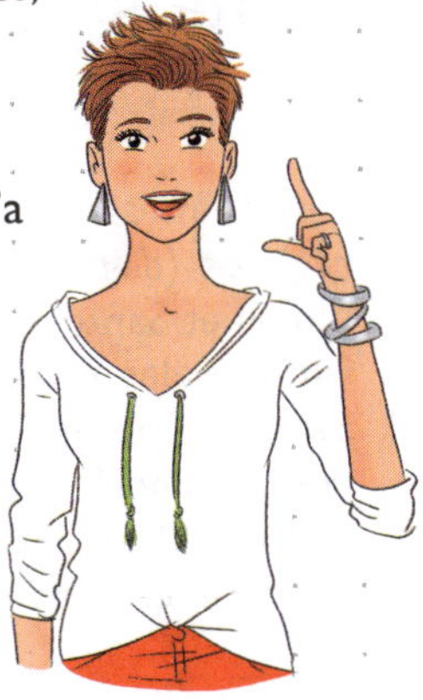

Ne pas se tromper de cible, c'est capital

Le vrai problème n'est pas la sirène assourdissante, mais bien ce qui l'a déclenchée !

S'interroger sur nos compulsions alimentaires revient à s'interroger sur les causes réelles qui ont déclenché l'alarme, les vraies raisons qui font que ça ne va pas et qu'on compense avec la nourriture. Et ce cahier va justement vous inviter à explorer tous ces sujets plus profonds : qu'il s'agisse de votre job qui manque de sens, de votre célibat qui dure, des relations compliquées avec votre famille, de votre faible estime de vous-même, de votre tendance à vous comparer aux autres et à vous dénigrer, de ce rythme de vie qui vous lessive…

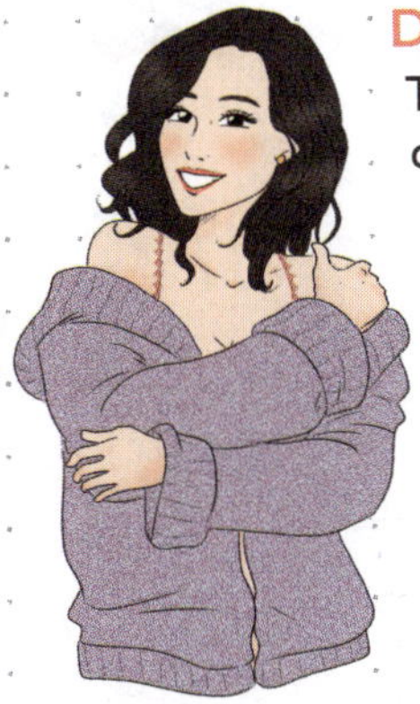

Derrière mes kilos émotionnels : de vrais problèmes non réglés

Tant que les vrais problèmes ne sont pas gérés à la source, le mécanisme compensatoire, qui consiste à remplir sa bouche et son estomac de nourriture pour s'apaiser, va perdurer, voire s'amplifier. Vous allez continuer de manger votre colère, votre frustration, votre fatigue, votre chagrin, votre solitude… mais on le sait, régler les vrais sujets, ce n'est pas toujours simple.

- **Soit vous avez réussi à identifier le problème** qui continue de vous peser (via un travail psychothérapeutique par exemple), mais vous restez toujours bloquée dans les mêmes schémas toxiques (comprendre ne suffit malheureusement pas toujours à développer de nouveaux comportements) ;
- **Soit le problème est tellement enfoui dans votre subconscient** que vous ne comprenez pas vraiment ce qui se passe en vous. Il se peut même que vous ayez l'impression que « vous avez tout pour être heureuse » et aucune raison de vous plaindre ou de compenser avec la nourriture. Du coup vous culpabilisez d'autant plus de manger ainsi.

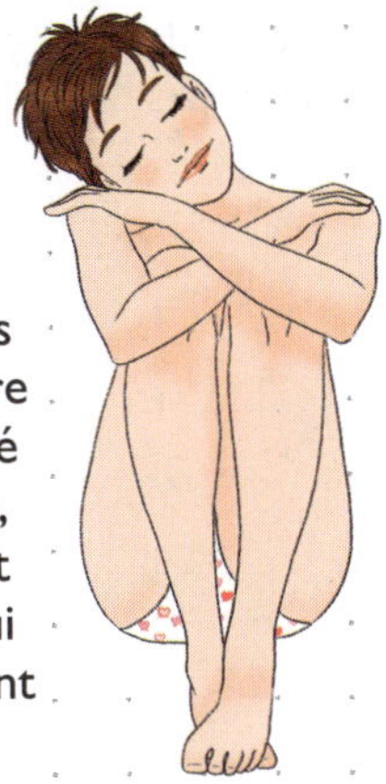

- **Quelle que soit votre situation, respirez !** Tout va bien se passer ! Vous n'êtes pas détraquée. Vous êtes simplement humaine et vous faites de votre mieux. C'est votre programmation biologique et votre grande sensibilité qui vous poussent vers ce mécanisme compensatoire avec la nourriture, mais heureusement la situation est réversible ! Et le but de ce cahier est de vous aider à identifier clairement les situations et les émotions qui vous poussent à manger et de vous montrer comment réagir autrement qu'en mangeant.

Je ne suis pas seule !

Des millions de personnes touchées à travers le monde...

Les femmes sont massivement concernées par l'alimentation émotionnelle, et la culture des régimes (*diet culture*) a largement contribué à aggraver le phénomène. En France, l'étude Nutrinet Santé a suivi pendant quatre ans plus de 35 000 adultes, dans l'objectif de mesurer l'impact des comportements alimentaires sur la santé. Les résultats parlent d'eux-mêmes : 52 % de femmes évoquent une tendance à manger pour gérer leurs émotions (contre 20 % des hommes). Ce nombre augmente à 60 % si elles ont déjà fait un régime auparavant et à 70 % si elles sont actuellement au régime… Autrement dit, ce sont des millions de femmes concernées, rien qu'en France.

Tout le monde peut être concerné

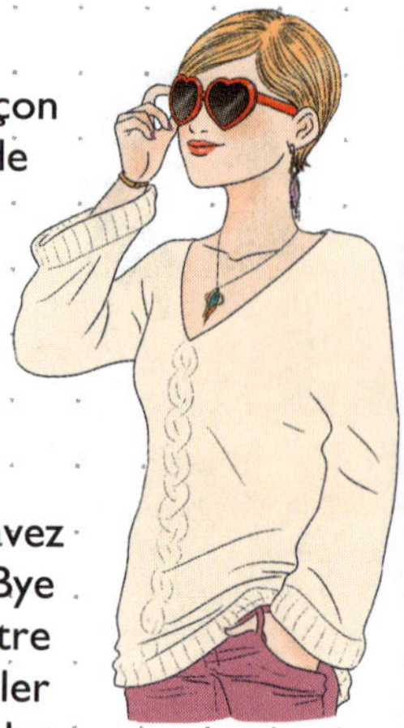

L'alimentation émotionnelle n'épargne personne et touche de la même façon toutes les tranches d'âge et tous les milieux sociaux. Rien ne prémunit de développer une relation dysfonctionnelle avec la nourriture : ni l'âge, ni l'argent, ni le métier, ni les origines, ni l'éducation, ni la couleur de peau…

Vous faites de votre mieux !

Ce cahier va vous aider à changer la paire de lunettes avec laquelle vous avez envisagé votre relation à la nourriture et à votre corps jusqu'à présent. Bye bye restriction et culpabilité ! Hello bienveillance et curiosité ! Oui, votre mission à partir de maintenant, si vous l'acceptez : mener l'enquête et aller à la rencontre de vos vrais besoins. Soyez rassurée, ce cahier va vous guider pas à pas.

Chapitre 2

Je fais confiance à mon corps !

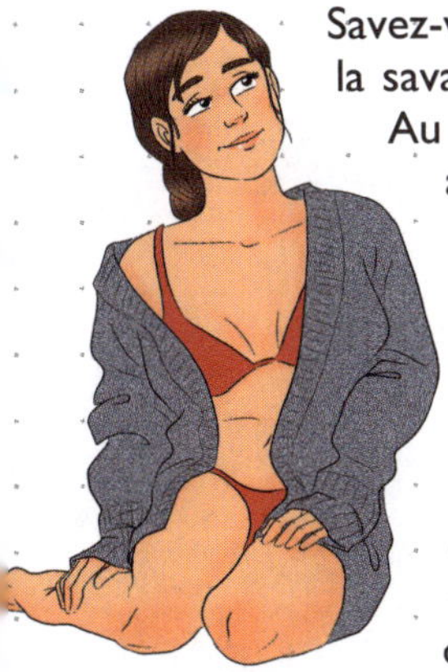

Savez-vous pourquoi il n'y a pas de lion obèse ni de girafe en surpoids dans la savane? Rien à voir avec leur activité physique tout au long de la journée. Au contraire, un lion peut dormir jusqu'à vingt heures par jour! Non, si ces animaux restent naturellement sveltes (sans effort ni conseil diététique!) c'est pour une raison toute simple : ils se nourrissent quand ils ont faim et arrêtent quand ils arrivent à satiété.

Ce secret vaut pour nous aussi : la faim et la satiété sont les mécanismes de régulation naturelle de notre métabolisme et de notre poids. Quand on est capable de manger quand on a faim et de s'arrêter quand on n'a plus faim, on retrouve son poids de forme sans effort et sans y penser.

Cet instinct face à la nourriture, nous l'avons eu enfant. Mais en grandissant, notre éducation et nos croyances (notamment sur ce qui fait grossir) sont venues perturber cet équilibre fragile. Résultat : on ne fait plus confiance ni à son corps, ni à ses envies, ni à soi-même. Dans les pages qui suivent, vous allez apprendre à réveiller le lion en vous! Vous saurez attendre et honorer la vraie faim, éviter la bouchée de trop, et reconnaître vos autres besoins qui méritent aussi d'être «nourris»... mais avec autre chose que de la nourriture!

Je redécouvre la (vraie) faim

Pour bien manger, il faut commencer par le commencement : la faim. La plupart des gens déclarent manger «parce qu'ils ont faim», mais lorsqu'on leur demande de décrire comment ils reconnaissent la faim, les réponses sont parfois vagues et confuses, toujours très personnelles. Si la sensation de faim est si difficile à retranscrire, c'est que plusieurs expériences physiologiques, sensorielles et cognitives se superposent. En réalité, il existe plusieurs types de faim.

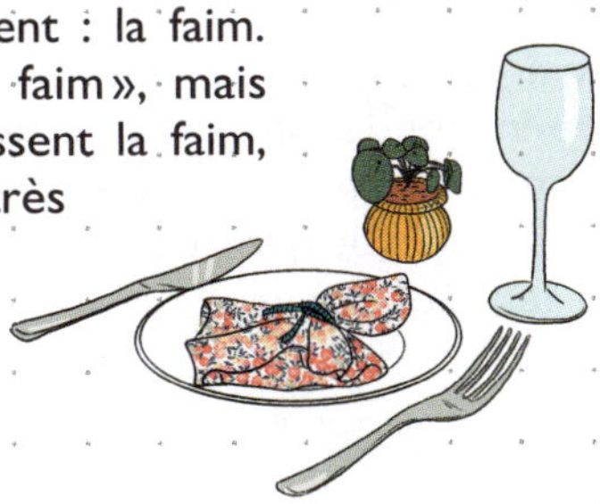

Les 7 types de faims

Dans son livre *Manger en pleine conscience* (éditions Les Arènes), la pédiatre et maître zen Jan Chozen Bays met en lumière 7 faims différentes, qui couvrent 4 champs : sensoriel, physiologique, cognitif et émotionnel.

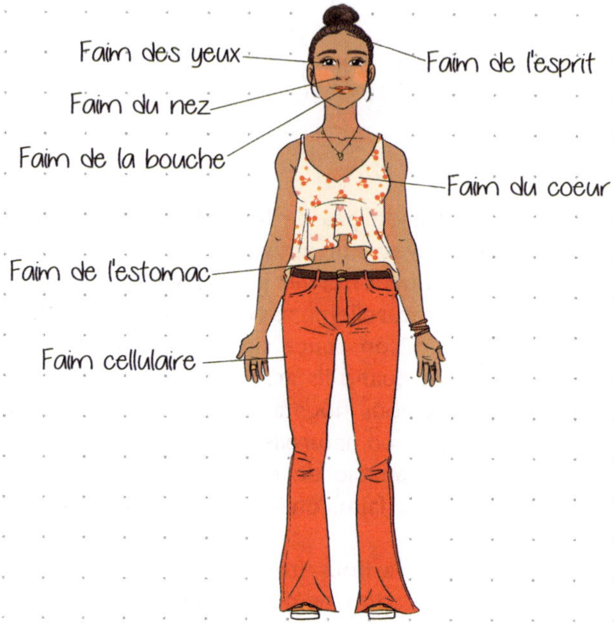
Faim des yeux
Faim de l'esprit
Faim du nez
Faim de la bouche
Faim du coeur
Faim de l'estomac
Faim cellulaire

La faim des yeux

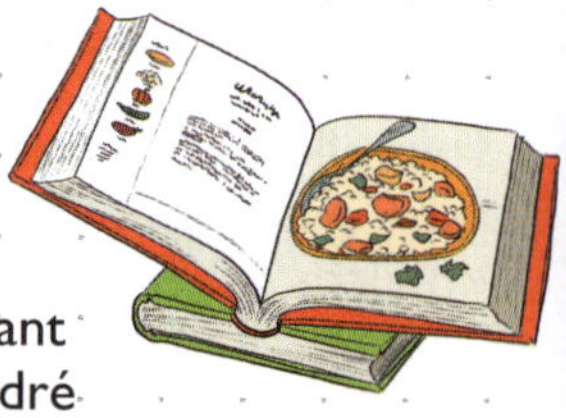

C'est elle qui vous fait saliver devant les belles photos d'un livre de recettes. C'est elle aussi qui vous fait prendre un dessert au restaurant alors que vous n'avez plus faim. La serveuse est arrivée avec le chariot des desserts : tarte au citron meringuée généreuse, cœur coulant tout chocolat, tarte aux pommes et sa sauce caramel, tiramisu saupoudré de cacao délicat. Face au spectacle de ces merveilles, vos yeux ont soudainement si faim que vous vous persuadez qu'il doit bien rester une petite place dans votre estomac. La question n'est plus : « Est-ce que j'ai faim pour un dessert ? », mais « Lequel vais-je prendre ? »

Ce qui satisfait la faim des yeux ? La beauté. Si tous les gâteaux étaient mélangés en une purée immonde, on aurait certainement moins envie d'en manger.

La faim des yeux nous invite à soigner le visuel de nos assiettes. Les Japonais en ont fait un art de vivre. Chaque repas, aussi simple soit-il dans sa composition, est un véritable festin pour les yeux par le choix de la vaisselle et la présentation des aliments.

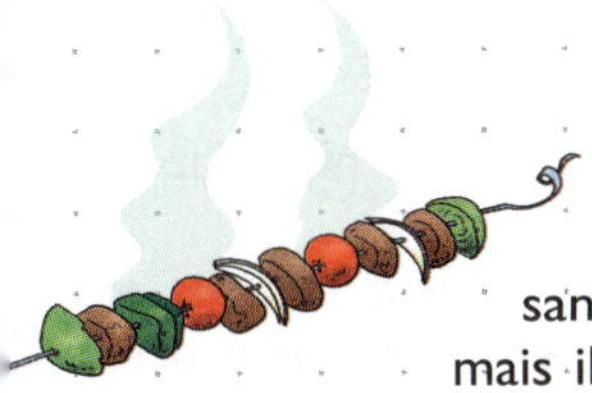

La faim du nez

Vous la connaissez, cette irrésistible odeur de barbecue ou de croissants chauds ? Les humains n'ont pas le meilleur odorat du règne animal, mais ils arrivent tout de même à reconnaître dix mille odeurs différentes ! Les narines sont tapissées de capteurs ultra-sensibles et de nerfs directement reliés au cerveau. Certaines boulangeries l'ont bien compris et ont tendance à utiliser des diffuseurs d'odeurs artificiels (pain chaud, viennoiseries) pour mieux vous attirer. La faim du nez se nourrit de parfums et de senteurs !

La faim de la bouche

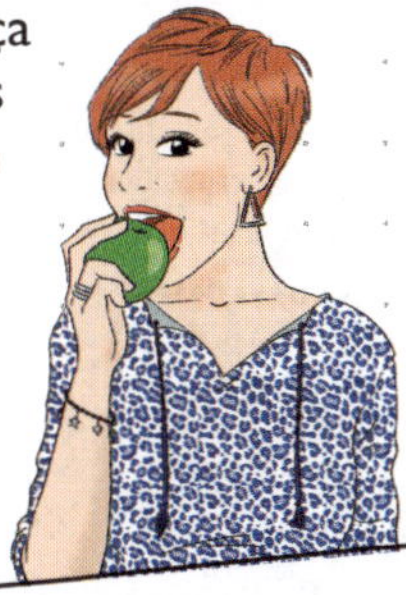

C'est l'envie qu'a notre bouche d'éprouver des sensations : que ça croustille, que ça fonde, que ça pétille ! Cette recherche de sensations agréables en bouche varie d'un individu à l'autre en fonction de son éducation et de son patrimoine culturel. Certaines ne pourront pas s'empêcher d'arroser généreusement leur plat de sauce piquante, quand d'autres trouveront cela immangeable. Les pubs télé pour les produits alimentaires type barres chocolatées, céréales, glaces et yaourts savent parfaitement mettre en scène les sensations d'explosion de saveurs et de textures, ou au contraire de fondant et de douceur, de tous ces aliments créés pour séduire précisément notre bouche.
Pour satisfaire la faim de la bouche, il faut être présente à la fête qui s'y déroule. Parce que notre bouche tombe facilement dans l'ennui, et quand la bouche s'ennuie, elle demande une autre bouchée.

Faites le test des chips molles !
Mettez quelques chips dans un bol. Dégustez une chips ordinaire puis une autre que vous aurez trempée dans l'eau. Laquelle vous donne le plus de satisfaction ?

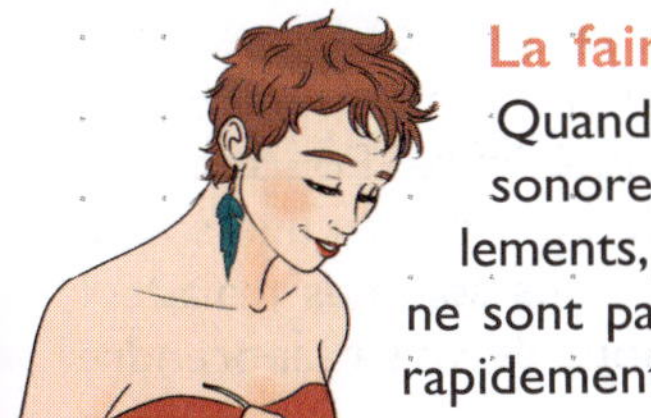

La faim de l'estomac

Quand l'estomac a faim, il sait se faire entendre ! Gargouillis parfois très sonores, pincements et contractions dans le ventre. On ressent des tiraillements, comme si notre estomac cherchait à broyer le vide. Ces sensations ne sont pas très agréables et on sent monter en nous l'urgence de trouver rapidement du carburant pour ravitailler notre estomac. Encore une fois, la nature est bien faite : sans cette sensation d'inconfort, nous pourrions nous laisser mourir de faim.
Vous vous dites sans doute : ah la voilà la vraie faim ! En réalité, l'estomac est un muscle qui prend des habitudes. Si on lui donne à manger tous les jours à huit heures précises, il prend l'habitude de gargouiller à huit heures précises. Mais si on voyage et qu'on change de fuseau horaire, l'estomac s'adapte vite aux nouveaux horaires. Et si vous jeûnez deux ou trois jours, vous découvrirez que les gargouillis disparaissent totalement. En réalité, l'estomac souhaite juste être agréablement rempli. Il n'aime pas être vide, mais, pour pouvoir bien faire son travail, il n'aime pas être trop plein non plus. L'estomac est satisfait quand il reçoit une nourriture de qualité et dans une juste quantité. Si on compare souvent le système digestif à un deuxième cerveau, c'est parce qu'il est fortement innervé : si on lui sert des aliments

de piètre qualité, on va se sentir dans le brouillard dans les heures qui suivent, incapable de bien réfléchir et de bien fonctionner intellectuellement.
Avoir le ventre qui gargouille est un bon indicateur d'une faim physiologique, mais pas forcément le plus fiable. Méfiez-vous par exemple de l'anxiété qui peut aussi déclencher des gargouillis dans le ventre que vous pourriez interpréter par erreur comme de la faim.

Le saviez-vous ?
L'estomac est une poche incroyablement extensible : à vide, la taille naturelle de l'estomac correspond à peu près à celle de notre poing, soit environ un demi-litre. Mais une fois rempli, il peut contenir jusqu'à 4 litres de liquides et d'aliments ! Il s'adapte donc à nos habitudes alimentaires.
On comprend d'autant mieux l'importance de consommer des aliments naturellement riches en volume par leur teneur en eau. Attention à la poignée d'amandes à la fausse bonne réputation : très calorique et peu satisfaisante pour vraiment satisfaire un estomac qui gargouille !

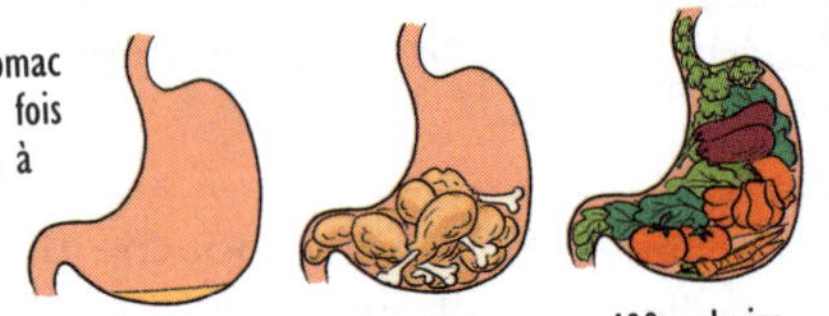

400 calories d'huile — 400 calories de poulet — 400 calories de légumes

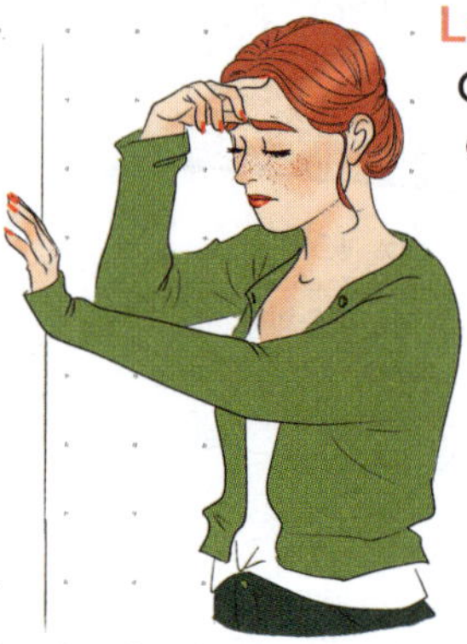

La faim des cellules

C'est cette faim profonde qui nous donne l'impression que tout notre corps réclame de la nourriture. Cela peut se traduire par des maux de tête, des étourdissements, de l'irritabilité, des vertiges ou une baisse d'énergie : le fameux coup de pompe. Dans ces moments, nos cellules nous envoient des signaux pour nous inciter à nous ravitailler avec les nutriments manquants, que ce soit protéines, glucides, lipides, minéraux, vitamines et phytonutriments. Ces signaux sont l'expression des besoins réels du corps qui sait exactement ce qu'il lui faut et en quelle quantité. Le problème c'est que cet instinct, nous l'avons perdu en grandissant. Les voix extérieures (de nos parents, des scientifiques, des médias…), nous dictant la « bonne » façon de manger, sont venues étouffer notre sagesse intérieure. Pourtant ces messages de notre corps qui nous orientent vers de l'eau, une salade de fruits ou une soupe de légumes toute simple, nous savons encore les écouter… quand nous sommes malades ! Pour retrouver une relation saine et équilibrée avec la nourriture, nous devons réapprendre à faire confiance à ces messages de notre corps 365 jours par an.

Une envie de fraises ou de steak saignant ?

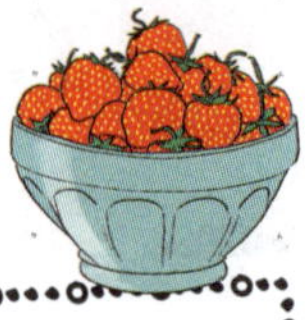

Ce n'est pas que le fruit du hasard. Depuis votre naissance, chaque aliment que vous avez mis dans votre bouche est allé rejoindre la « grande encyclopédie de la nourriture » de votre corps. Une fois ingéré, chaque aliment a été soigneusement analysé (énergie, vitamines, minéraux, nutriments…) et répertorié. Alors si vous avez soudainement envie de viande rouge pendant vos règles alors que vous êtes végétarienne, ne culpabilisez pas !

Attention à la junk food !
Un repas pris dans un fast-food risque d'être riche en calories, mais pauvre en nutriments. Résultat : votre corps va rapidement vous redemander de la nourriture car vos cellules n'auront pas reçu les éléments nutritionnels dont elles ont vraiment besoin. C'est cette surconsommation de nourriture (plus que le repas au fast-food en lui-même) qui vous fait prendre du poids.

Votre corps sait qu'il y trouvera les meilleurs apports en protéines et en fer, utiles dans ces moments-là. Et si vous avez envie d'un kiwi, c'est peut-être qu'un petit shoot de vitamine C ne vous ferait pas de mal. Ne vous étonnez pas non plus si votre passion pour le pot-au-feu s'évanouit totalement en été : la faim de nos cellules évolue naturellement au fil des saisons !

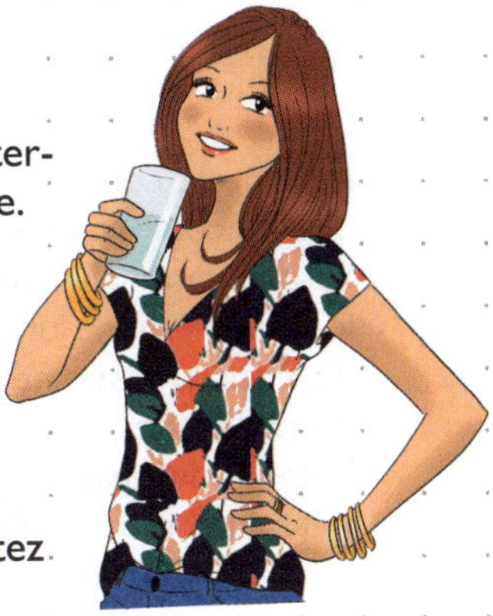

Et si vous aviez soif?

Notre corps est composé à 60 % d'eau et il arrive que ce que nous interprétions comme de la faim soit, en fait, de la soif au niveau cellulaire. Pourquoi cette confusion ? Parce que pendant des millénaires, l'alimentation humaine composée de fruits, légumes et produits non transformés était naturellement riche en eau. Manger permettait donc aussi de s'hydrater. L'arrivée de l'alimentation industrielle moderne, avec ses rayons remplis de paquets de céréales, de biscuits ou de chips, a changé la donne, mais notre corps reste très primitif et continue de penser que manger permettra de s'hydrater. Alors, dans le doute, n'hésitez pas à boire un petit verre d'eau avant de manger quoi que ce soit !

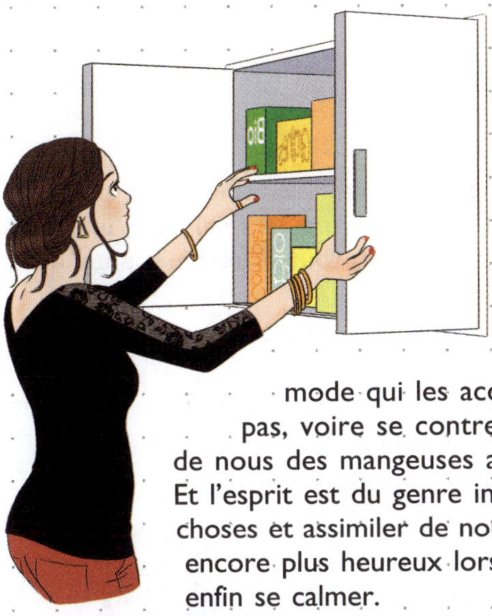

La faim de l'esprit

La faim de l'esprit commence dans nos pensées. Elle se nourrit de toutes les informations scientifiques que nous recevons sur le sujet de la nutrition, de la santé et surtout de la perte de poids puis se transforme en un système de croyances complexes qui vont dicter ce qui est « bon » et ce qui est « mauvais », ce qu'il faut manger ou ne pas manger, pour rester en bonne santé ou pour perdre du poids. Le problème c'est que les théories nutritionnelles (et les régimes à la mode qui les accompagnent) se succèdent, mais ne se ressemblent pas, voire se contredisent carrément ! Résultat : cette cacophonie fait de nous des mangeuses anxieuses.

Et l'esprit est du genre insatiable : il aime sans cesse apprendre de nouvelles choses et assimiler de nouvelles informations. Il n'en reste pas moins qu'il est encore plus heureux lorsque les voix contradictoires se taisent et qu'il peut enfin se calmer.

Quelques exemples d'injonctions nutritionnelles paradoxales

- Les œufs sont une bonne source de protéines… mais attention ils sont riches en cholestérol.
- Les protéines aident à perdre du poids… mais les protéines animales favorisent le risque de maladies cardiovasculaires.
- Le saumon est riche en oméga 3… mais il ne faut pas en manger trop souvent à cause des métaux lourds qu'il contient.
- La banane est riche en potassium… mais c'est aussi le fruit le plus sucré.

À cela s'ajoutent les innombrables mythes sur ce que doivent être nos comportements alimentaires : « le petit-déjeuner est le repas le plus important de la journée », « il faut faire trois repas par jour »… Et sur les injonctions de l'horloge : c'est l'heure / ce n'est pas l'heure de manger. Manger devient une source de prise de tête et d'inquiétude chronique qui nous fait perdre tout le plaisir qui se passe dans la bouche.

La faim du cœur

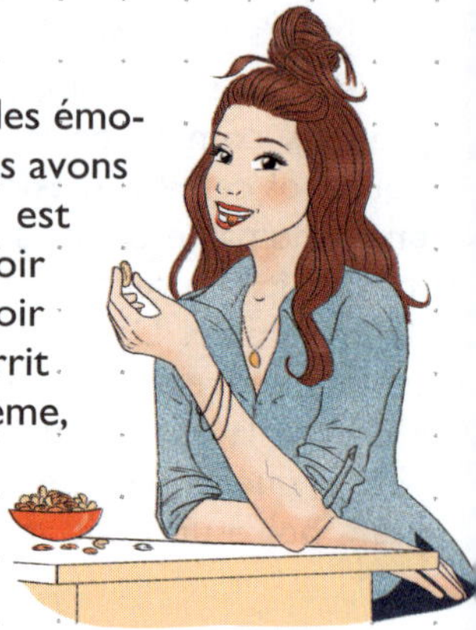

La faim du cœur se manifeste généralement quand nous traversons des émotions inconfortables (stress, tristesse, colère, ennui, solitude…). Nous avons soudainement envie d'un certain type d'aliments et cette envie est incroyablement urgente. Il faut dire que la nourriture a le pouvoir de nous transporter avec nostalgie vers des moments agréables (voir la madeleine de Proust p. 10). En mangeant ces aliments, on nourrit l'espoir de changer notre état d'esprit et notre humeur. Le problème, c'est que remplir l'estomac ne pourra jamais combler le vide et la douleur du cœur.
Alors, comment satisfaire la faim du cœur ? Ce qui nourrit le cœur, c'est la communication, l'amour, la bienveillance, l'intimité, la complicité.

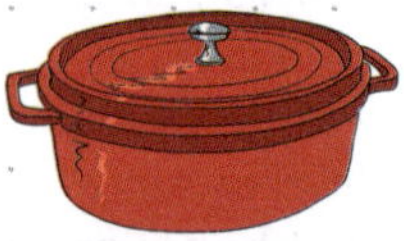

Mon rituel pour nourrir ma faim du cœur, notamment quand je me sens seule

Préparez avec soin votre propre nourriture en ouvrant votre conscience à tous les éléments, animaux, plantes et êtres vivants qui ont permis à cette nourriture d'arriver jusqu'à vous : la terre, le soleil, la pluie, mais aussi cet agriculteur ou cet employé du supermarché… Bref, toutes les personnes qui y ont contribué.

- Sortez votre plus jolie vaisselle, mettez une nappe, allumez une bougie, comme si vous aviez des invités.
- Installez-vous et savourez votre repas aussi lentement que possible en imaginant votre cœur absorber toute l'énergie vitale transmise par ces généreux contributeurs.

Comment manger un aliment réconfort en évitant la bouchée de trop ?

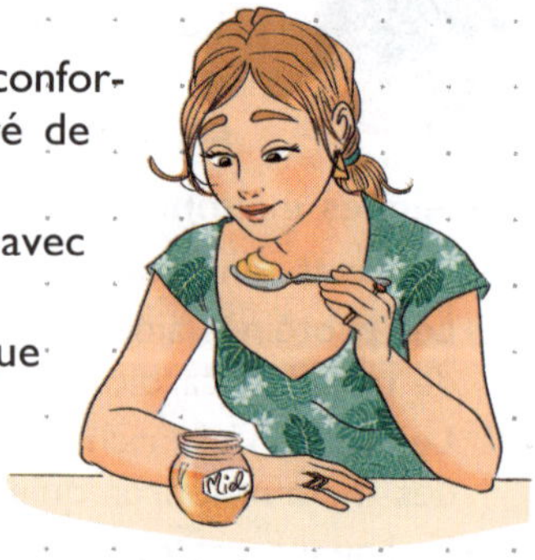

- Procurez-vous une toute petite quantité d'un de vos aliments réconfortants (voir ceux listés p. 10), comme un biscuit ou un carré de chocolat par exemple.
- Asseyez-vous et prenez le temps de regarder cet aliment avec amour. Pensez à le sentir aussi.
- Puis mangez-le le plus lentement possible en imaginant que chaque bouchée est généreusement imprégnée de la bonté et de l'amour d'une personne qui vous est chère.
- Visualisez que vous destinez cette bouchée à votre cœur (plutôt qu'à votre estomac).

Les bénéfices à manger seulement lorsque j'ai vraiment faim

Vous avez tout à gagner à manger seulement quand la faim physiologique de votre estomac et de vos cellules se manifeste !

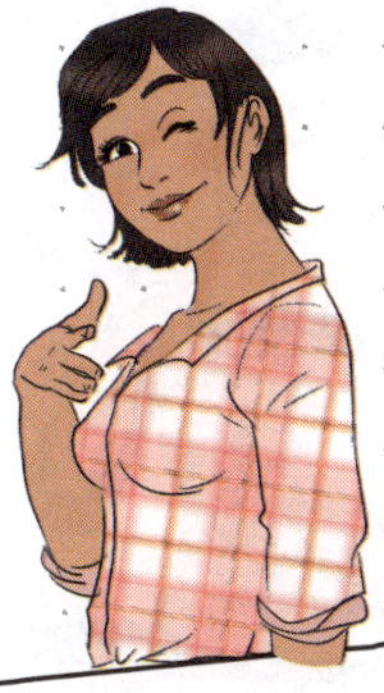

La faim : le signal envoyé par mon corps quand il est prêt à recevoir de la nourriture…

Votre corps est programmé pour brûler les calories à un certain rythme, qui va dépendre de votre activité physique, de ce que vous avez mangé la veille, de la météo, etc. Quand votre corps exprime la vraie faim, il vous dit simplement « Hey, c'est bon j'ai fini de digérer le repas précédent, réparer des cellules, éliminer des déchets. Je suis de nouveau prêt à recevoir de la nourriture pour la transformer en énergie, donne-moi à manger ! » Si vous n'avez pas faim, c'est simplement parce que votre corps est occupé à autre chose.

Si vous n'avez pas ou peu faim quand vous êtes malade, c'est normal !
Le corps est occupé à activer le système immunitaire pour lutter contre des bactéries, un virus ou un état inflammatoire. Quand on sait que la digestion peut accaparer jusqu'à 80% de notre énergie, on comprend que manger ne soit pas la priorité dans ces moments-là !

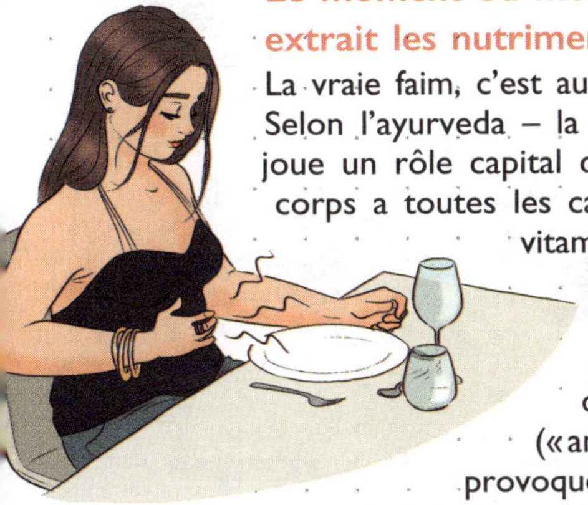

Le moment où mon corps extrait les nutriments de façon optimale…

La vraie faim, c'est aussi le signal que notre feu digestif se met à crépiter. Selon l'ayurveda – la médecine indienne –, ce feu digestif appelé « agni » joue un rôle capital dans notre organisme. Quand ce feu crépite, notre corps a toutes les capacités à digérer nos aliments et à en extraire les vitamines, minéraux et nutriments nécessaires à son bon fonctionnement. Mais si ce feu n'est pas actif ou ne fonctionne pas correctement, la nourriture n'est ni assimilée de manière adéquate ni éliminée comme déchet. Elle laisse un résidu de nourriture non digérée (« ama » en sanskrit) qui s'accumule, stagne, fermente et provoque une prise de poids et des maladies. On a donc tout intérêt à attendre cette flamme intérieure !

Mon corps utilise la nourriture et ne la « stocke » pas…

Si le corps n'a pas ou plus faim, il ne sait pas quoi faire de la nourriture, et s'il ne sait pas quoi en faire… eh bien, il la stocke dans les cellules adipeuses !

Il m'est plus facile de ressentir la satiété…

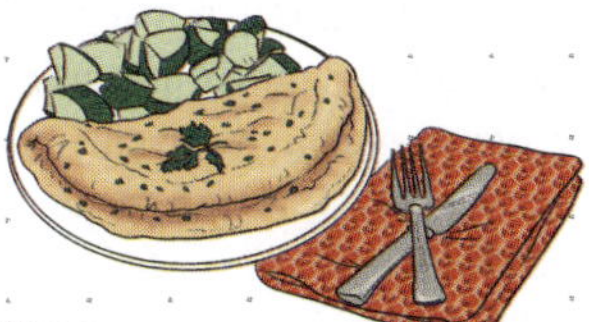

Beaucoup de personnes se plaignent de ne pas ressentir la satiété. En réalité, c'est parce qu'elles passent à table sans avoir faim ! En effet, si vous n'avez pas faim à la première bouchée, il sera très difficile, voire impossible, d'arrêter de manger car « vous en avez eu assez » : cette première bouchée est déjà une bouchée de trop.

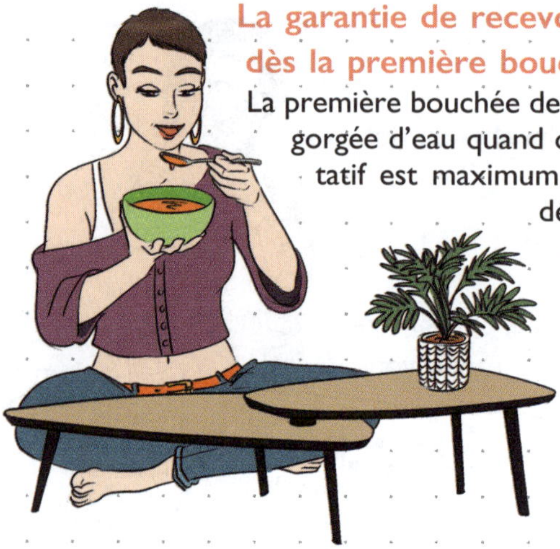

La garantie de recevoir un maximum de plaisir gustatif dès la première bouchée…

La première bouchée de nourriture quand on est affamée (comme la première gorgée d'eau quand on est déshydratée) est extraordinaire ! Le plaisir gustatif est maximum quand on commence à manger, mais ce maximum dépend de notre faim. Plus nous avons faim, plus il est agréable de manger. Ensuite le plaisir gustatif ne fait plus que décroître jusqu'à disparaître. Alors, qu'on le veuille ou non, la première bouchée de ce délicieux gâteau sera toujours meilleure que la troisième, elle-même meilleure que la huitième. Quand on sait ça (et qu'on aime se régaler en mangeant), on n'a plus qu'une envie : s'offrir le cadeau de la faim avant de passer à table, pour kiffer au maximum notre repas.

4 pièges qui me poussent à trop manger

La vie sociale

Eh oui, à moins de vivre en ermite dans sa grotte, on vit et on mange avec les autres. Et nos habitudes sociales ont tendance à nous éloigner de l'écoute de nos sensations alimentaires. On file à la cantine parce que « c'est l'heure » de déjeuner et que les collègues nous attendent déjà devant l'ascenseur ; on accepte une généreuse part de ce gâteau préparé par notre best friend alors qu'on sort de table car « ça ne se fait pas de refuser, elle s'est donné du mal »…

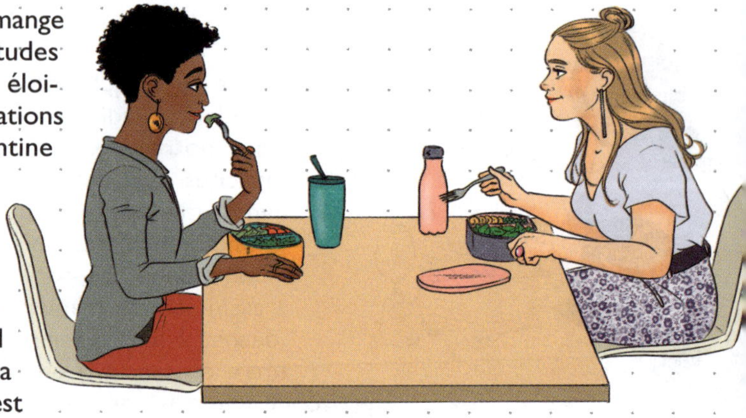

Les injonctions éducatives

Si vous avez grandi en entendant vos parents vous dire « Finis ton assiette », « Il ne faut pas gâcher la nourriture quand des enfants meurent de faim dans le monde » ou « Finis tes légumes sinon tu seras privée de dessert », il y a de fortes chances qu'aujourd'hui vous ayez tendance à ne jamais laisser de nourriture dans votre assiette, même si manger ce plat de lasagnes jusqu'à l'écœurement ne sauvera aucun enfant de la famine. Pour vous, c'est devenu normal.

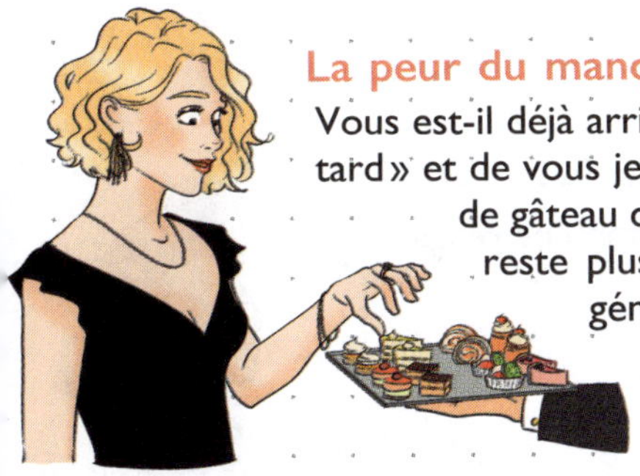

La peur du manque

Vous est-il déjà arrivé de manger par anticipation de peur d'avoir faim « plus tard » et de vous jeter sur des cochonneries ? Ou alors de prendre une part de gâteau quand un plat circule entre les convives, de peur qu'il n'en reste plus après ? Cette peur de ne pas avoir assez, qui s'étend généralement, au-delà de la nourriture, à l'argent, à l'amour et à l'attention, peut se fonder sur une expérience vécue dans l'enfance ou avoir été transmise par les parents. Elle vous poursuit peut-être encore aujourd'hui.

Les régimes à répétition

À force de suivre les consignes d'experts qui, en apparence, savent mieux que vous ce que vous devez manger, quand et en quelle quantité, à force d'avoir des aliments interdits et des informations nutritionnelles qui se contredisent, vous avez bousillé vos signaux alimentaires et votre confiance en votre capacité à choisir quoi mettre dans votre bouche. Vous considérez peut-être votre faim comme une bête féroce et dangereuse que vous devez dompter. En mangeant trop, vous allez dans le sens de cette croyance.

Je m'entraîne à reconnaître ma faim

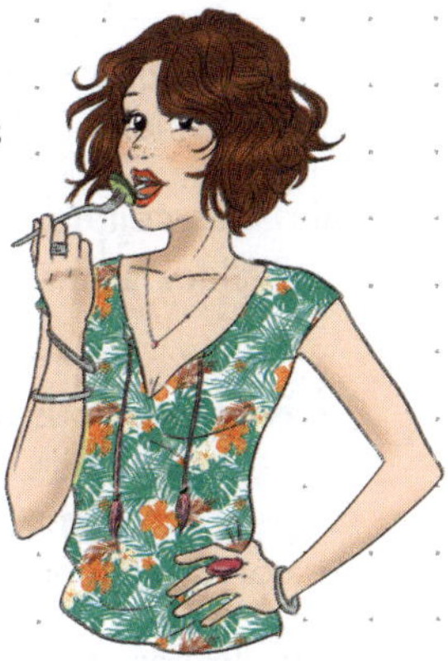

Savoir si on a vraiment faim devrait être une évidence. Pourtant après des années d'interdit, de privations, de règles et de croyances, nombreuses sont les personnes qui ne sont plus capables de reconnaître la faim ni de la ressentir. Et vous en faites peut-être partie !

Le but de cet exercice ? Vous aider à vous reconnecter à vos sensations alimentaires en développant votre conscience (un mot savant qui signifie simplement votre présence, votre attention) des signaux de la faim.

Quand ? En pratiquant régulièrement, vous allez quitter naturellement et sans effort le mode pilotage automatique – vous savez, celui qui vous fait avaler le paquet de biscuits tout entier sans vous en rendre compte – et reprendre les commandes de vos choix alimentaires.

Étape 1 : Choisissez un aliment simple : une tomate cerise, un grain de raisin, un quartier de clémentine, un quignon de pain, une chips ou une simple cuillère du yaourt de votre choix.

Étape 2 : Entraînez-vous à reconnaître et à évaluer vos différentes faims avant et après l'ingestion de cet aliment.

Faim des yeux

Évaluez avant/après

1______2______3______4______5______6______7______8______9______10

Couleur, forme, apparence, taille de la portion : dans quelle mesure cet aliment plaît-il à vos yeux ?

Faim du nez

Évaluez avant/après

1_____2_____3_____4_____5_____6_____7_____8_____9_____10

Parfum, odeur, n'hésitez pas à renifler l'aliment : comment réagit votre nez devant cet aliment ?

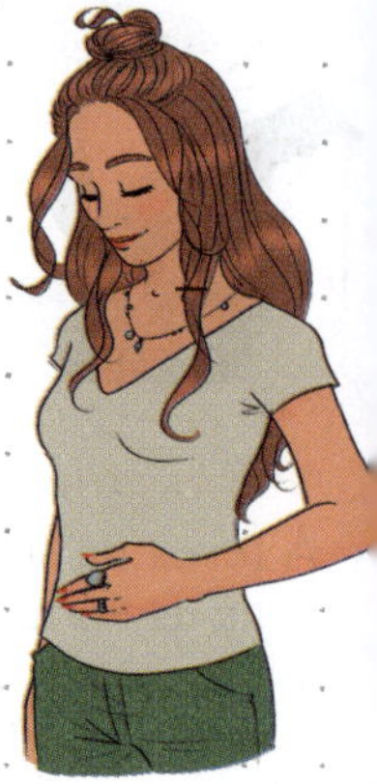

Faim de la bouche

Évaluez avant/après

1_____2_____3_____4_____5_____6_____7_____8_____9_____10

Que vous dit votre bouche avant même que vous ne lui donniez cet aliment ? A-t-elle envie de ces goûts (sucré, salé, acide…), de cette texture (crémeux, croustillant) ? Mettez maintenant l'aliment en bouche en le faisant tourner et en prenant le temps de bien le mastiquer. Que se passe-t-il dans votre bouche après cette dégustation ?

Faim de l'estomac

Évaluez avant/après

1_____2_____3_____4_____5_____6_____7_____8_____9_____10

Est-ce que votre estomac s'exprime par des gargouillis ou d'autres signaux ? A-t-il envie de cet aliment ? Comment se sent-il après l'avoir ingéré ?

Faim des cellules

Évaluez avant/après

1_____2_____3_____4_____5_____6_____7_____8_____9_____10

Rappelez-vous que les nutriments contenus dans cet aliment viendront bientôt nourrir les cellules de votre peau, de vos os, de vos muscles, de vos organes. Cet aliment est-il ce dont votre corps a vraiment besoin en profondeur ? Et comment votre corps se sent-il après son ingestion ?

Faim de l'esprit

Évaluez avant/après

1_____2_____3_____4_____5_____6_____7_____8_____9_____10

Prenez conscience des pensées et des croyances que vous avez sûrement à propos de cet aliment : son intérêt nutritionnel, son impact sur votre santé et votre poids, votre jugement sur le fait qu'il soit ou non bio/végan/sans gluten/sans sucre, etc.

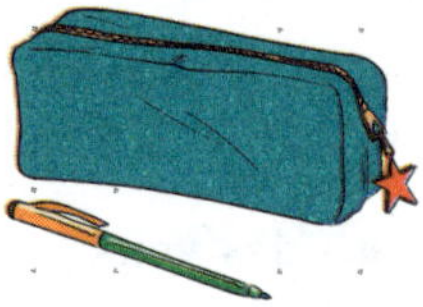

Faim du cœur

Évaluez avant/après

1_____2_____3_____4_____5_____6_____7_____8_____9_____10

Quelles sont les émotions qui traversent votre cœur dans cet instant précis où vous tenez cet aliment dans votre main ? Votre cœur est-il nourri par cet aliment ? Après sa dégustation, sentez-vous vos émotions ou votre humeur changer ?

Étape 3 : Après avoir pratiqué cet exercice sur des aliments simples, étendez l'observation de vos ressentis lors de chacun de vos repas. Objectif : prendre conscience que la nourriture comble uniquement votre faim physiologique, celle des cellules et de l'estomac.

Ces émotions qui me donnent envie de manger tout et n'importe quoi !

Vous comprenez et ressentez désormais mieux la différence entre faim physiologique et faim émotionnelle, et surtout vous prenez conscience que seule votre faim physiologique pourra être satisfaite par de la nourriture. Reste alors à entamer la deuxième partie de l'exploration : décoder les émotions qui vous font manger en dehors de votre faim et apprendre comment nourrir ces autres faims par des réponses plus adaptées que la nourriture.

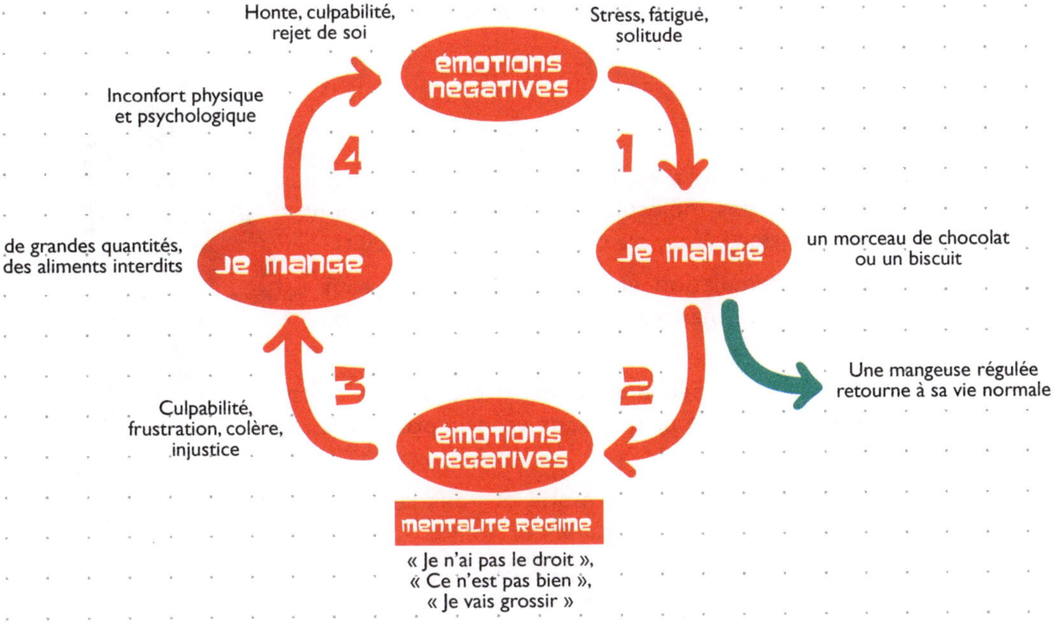

Un cercle vicieux

Ce schéma résume la boucle comportementale dans laquelle vous êtes certainement enfermée aujourd'hui…

Au départ, comme tout être humain, vous avez des moments down avec des émotions négatives qui vous traversent comme le stress, la fatigue, la solitude…

Étape 1 : Manger un morceau de chocolat ou un biscuit dans ces moments-là (voire trois morceaux de chocolat ou cinq biscuits !), cela n'a rien d'anormal. Car à court terme cela booste notre niveau de sérotonine et nous apaise.
Quand tout va bien, c'est-à-dire quand on est une mangeuse régulée, on ne se prend pas la tête et on retourne à sa vie normale.

Étape 2 : C'est une autre histoire pour vous si vous êtes une mangeuse émotionnelle car vous êtes généralement prisonnière de la mentalité des régimes qui vous fait vous sentir coupable d'avoir mangé : vous avez peur de grossir.

Étape 3 : Ces peurs et ces croyances génèrent de nouvelles émotions négatives de culpabilité, de frustration qui vous font dévorer davantage : foutu pour foutu, c'est toute la tablette de chocolat ou tout le paquet de biscuits qui y passe !

Étape 4 : Résultat : vous vous sentez encore plus mal, non seulement émotionnellement (vous croulez sous le poids de la honte et de la culpabilité et vous vous dénigrez), mais aussi physiquement : votre ventre est plein, vous vous sentez lourde et ballonnée. Et comment allez-vous compenser ? En mangeant évidemment, puisque pour l'instant vous ne savez pas faire autrement. Et vous voilà prisonnière du cycle infernal des compulsions alimentaires !

Les émotions qui déclenchent des fringales

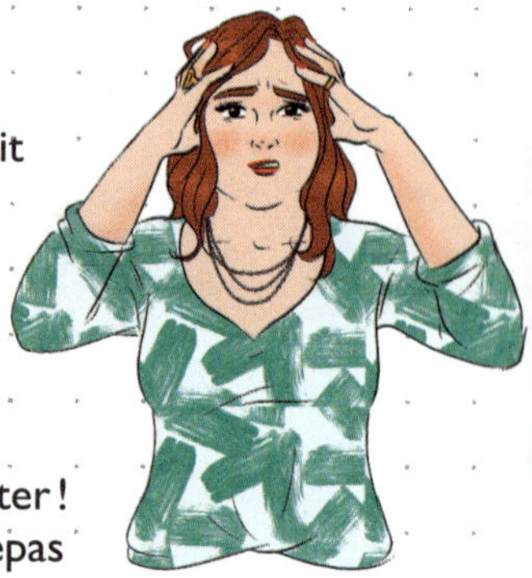

Le stress : c'est biologique, on l'a vu, manger gras et sucré conduit votre cerveau à fabriquer des molécules qui calment et relaxent. Besoin d'apaiser une tension ? Vite, du chocolat et des biscuits !

L'ennui : l'absence de stimulation et d'occupation peut vous conduire à grignoter. Vous mangez alors pour éprouver des sensations.

La gourmandise : c'est un « péché » auquel il est dur de résister ! Surtout si vous suivez un régime et que vous vous imposez des repas dénués de plaisir.

La tristesse : manger vous remonte le moral et vous réconforte grâce à l'afflux de sérotonine, la fameuse « hormone du bonheur ».

La fatigue : manger vous donne l'illusion d'un regain d'énergie.

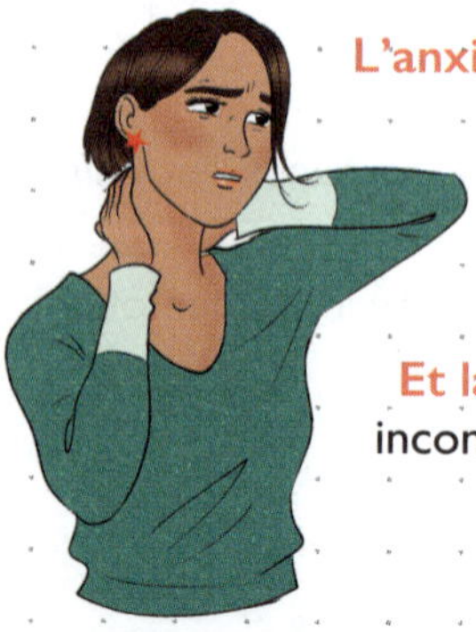

La colère : les sensations gustatives vous aident à apaiser vos nerfs.

L'anxiété : pendant que vous mangez, vous n'avez pas à penser à l'avenir ou aux décisions difficiles à prendre. Et la montée d'endorphines apaise vos angoisses.

La solitude : manger remplit le vide de votre vie, la nourriture vous tient compagnie.

Et la joie dans tout ça ? La liste est principalement composée d'émotions inconfortables, mais si des émotions positives comme la joie ou l'excitation vous poussent aussi à manger, ce n'est pas anormal non plus : la nourriture décuple notre bonheur et nous apporte un sentiment d'ancrage. En mangeant, nous gardons « les pieds sur terre ».

J'identifie les émotions négatives qui me traversent et leurs déclencheurs

Être attentive à vos émotions et mettre des mots sur vos ressentis va vous permettre de développer votre conscience de vos vrais besoins émotionnels.

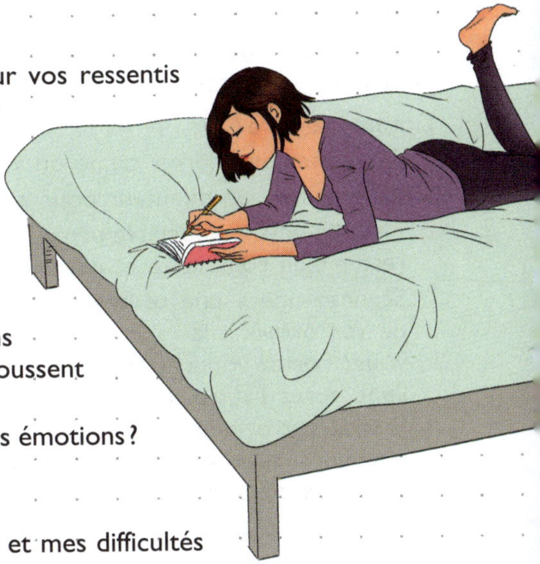

Comment je m'y prends ?

Prenez un cahier et répondez à ces questions le plus spontanément possible, avec curiosité, bienveillance et sans jugement :

- Dans la liste précédente, quelles sont les émotions qui reviennent le plus souvent chez moi et qui me poussent vers la nourriture ?
- Quels sont les déclencheurs les plus fréquents de ces émotions ?
- Depuis combien de temps est-ce que ça dure ?
- Qu'est-ce qui va se passer si je ne change rien ?
- Qu'est-ce que je vais gagner à gérer mes émotions et mes difficultés autrement qu'en mangeant ?

Du mal à identifier vos émotions ? 3 techniques qui peuvent vous aider à rassembler des indices

Technique n° 1 : J'observe mes envies alimentaires

Si vous avez du mal à mettre des mots sur vos émotions, vous pouvez regarder du côté de vos envies. Oui, oui ! Vos envies de glaces, de pâtes ou de chips sont aussi l'expression de vos émotions sous-jacentes et sont riches d'informations. Vous trouverez dans ce tableau quelques pistes d'exploration de vos ressentis émotionnels.

VOUS AVEZ ENVIE DE...	CE QUE VOUS RESSENTEZ...
Aliments durs, croustillants (chips)	Colère, frustration
Sucreries, chocolat, gâteaux	Tristesse, besoin d'amour, fatigue
Aliments mous et sucrés (glace)	Stress, tension
Aliments lourds (pain, pâtes, pizza)	Solitude, insécurité
Tout dévorer	Fatigue, jalousie, peur du manque

Technique n° 2 : Je réalise un body scan de mes émotions

Body scan, quèsaco ? Le body scan est un exercice de pleine conscience qui consiste à observer les sensations du corps et les émotions associées.

Comment ça marche ? Une boule dans la gorge, des poings qui se serrent, une mâchoire crispée, une envie de pleurer, un poids sur les épaules… votre corps parle ! La localisation de vos ressentis physiques vous donne des indices sur les émotions qui vous traversent.

Combien de temps ? 5 à 10 minutes par jour suffisent pour commencer à prendre conscience du lien entre sensations corporelles et ressentis émotionnels.

Comment faire ?

- Choisissez un endroit calme où vous ne serez pas dérangée.
- Programmez un minuteur pour vous libérer de la montre.
- Installez-vous confortablement, assise ou allongée, en vous assurant de rester bien consciente et éveillée tout le long de l'exercice.
- Scannez une à une toutes les parties de votre corps, de la pointe de vos orteils à la racine de vos cheveux. Comment vous sentez-vous ? Portez votre attention sur chaque zone de votre corps, l'une après l'autre, et concentrez-vous sur vos ressentis. Prenez votre temps. En vous connectant à vos ressentis physiques, vous vous donnez la possibilité d'identifier les émotions qui se logent dans votre corps.
- Pour aller plus loin : à l'inspiration, visualisez que vous activez les points de tension, et à l'expiration soufflez fort par la bouche pour les chasser en dehors de votre corps, comme si vous soufffliez sur un nuage de fumée pour l'éloigner loin de vous.

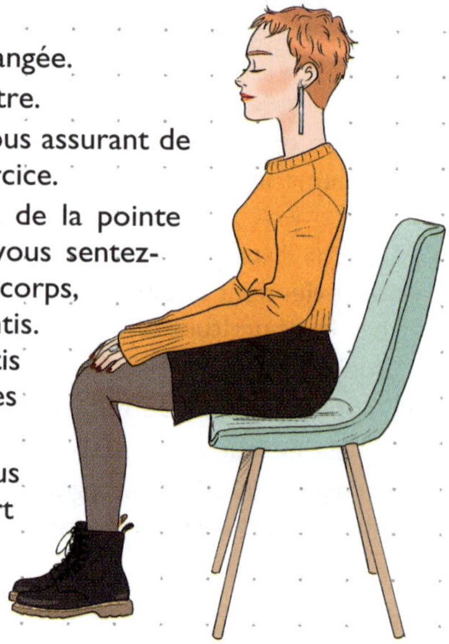

Technique n° 3 : Je crée un journal de bord émotionnel

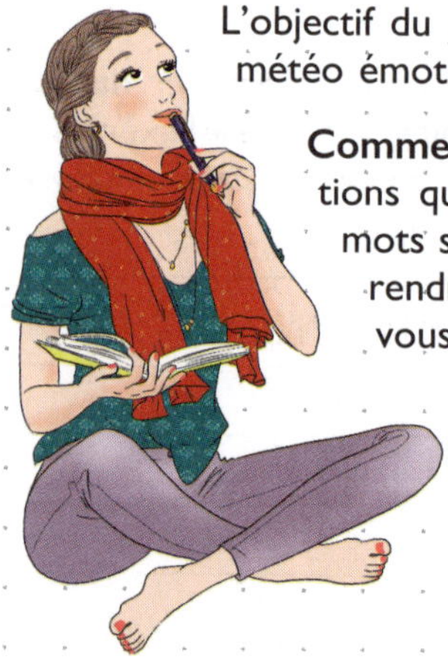

L'objectif du journal de bord émotionnel est d'enregistrer jour après jour sa météo émotionnelle et alimentaire.

Comment ça marche ? Décrivez chaque jour dans votre journal les émotions qui vous traversent et ce qui les a déclenchées. En mettant des mots sur vos maux, l'écriture va jouer le rôle de révélateur : vous allez rendre concrètes vos expériences, prendre de la hauteur sur ce que vous vivez, identifier vos schémas répétitifs et reconnaître votre part de responsabilité.

Comment faire ? Vous pouvez vous laisser aller à l'écriture libre. Si vous avez besoin d'être guidée, vous pouvez prendre ce tableau comme modèle…

Ce qui s'est passé	Ce que j'ai pensé	Ce que j'ai ressenti émotionnellement	Ce que j'ai ressenti physiquement	Comment j'ai réagi	Auto-analyse : ma réaction était-elle vraiment appropriée ? Qu'est-ce qui aurait été plus utile ?
Par exemple, mon boss m'a demandé de faire une présentation en public.	Je suis nulle, je n'y arriverai jamais.	De la peur, de la panique.	Une boule dans le ventre.	Je suis allée au distributeur prendre une barre chocolatée que j'ai avalée en deux bouchées.	Peut-être respirer, sortir prendre l'air pour calmer mon appréhension, me rappeler que s'il me le demande, c'est que j'en suis capable et lui demander des conseils pour me sentir plus à l'aise…

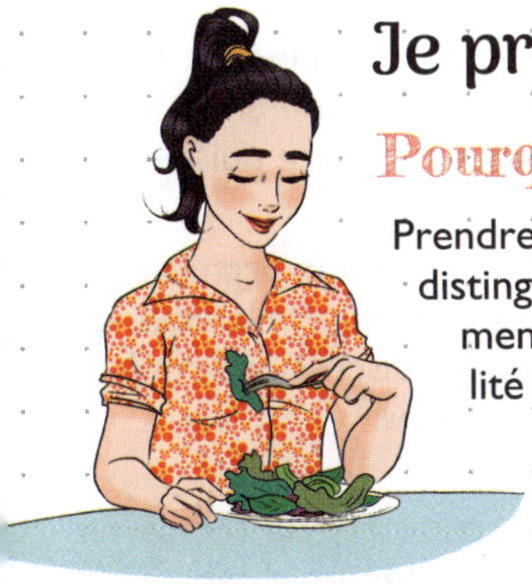

Je prends mes repas en pleine conscience

Pourquoi c'est essentiel?

Prendre ses repas en pleine conscience est le meilleur moyen pour bien distinguer la faim physiologique de la faim émotionnelle. En étant pleinement présente devant son assiette, vous vous donnez enfin la possibilité de vous connecter à ce qui se passe en vous sur tous les plans : physique, sensoriel et émotionnel.

Manger en conscience, c'est aussi prendre un temps pour soi, un message de self-love bien différent de celui qu'on se donnerait en avalant un sandwich à la va-vite.

Les bénéfices d'un repas pris en pleine conscience

- Vous avez conscience de ce que vous mangez : vous sortez du mode « j'avale en pilotage automatique sans m'en rendre compte ».
- Votre corps reçoit une meilleure oxygénation, ce qui réduit le stress et donne à votre corps le signal de se relaxer.

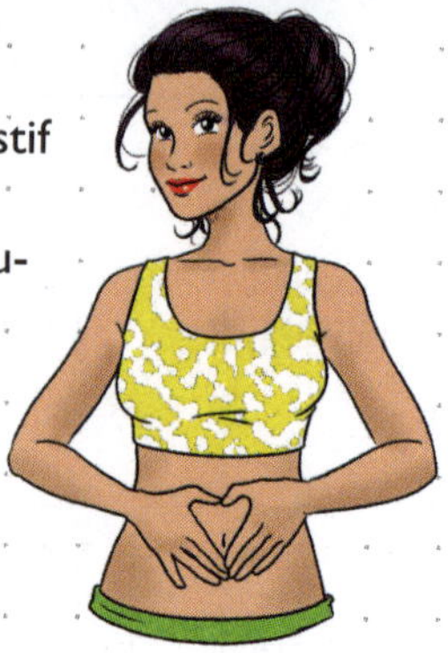

- Votre digestion est améliorée : votre estomac et votre système digestif peuvent se concentrer sur leur tâche et faire leur travail.
- Vous appréciez vraiment le goût de ce que vous mangez : vous pouvez ainsi vous interroger pour savoir si ce que vous mangez vous plaît vraiment.
- La satiété est plus facile à percevoir : vous êtes davantage capable de percevoir le moment où il est temps d'arrêter.
- Vous faites la part des choses entre l'acte de manger et les émotions qui vous traversent.

Les 7 grands principes pour prendre mes repas sereinement

1. **Je prends le temps** : au moins 15 minutes pour une collation, 30 minutes pour un repas.
2. **Je mange assise** (pas debout devant la porte ouverte du frigo ou du placard) : je remets ainsi de la conscience et de la présence dans toutes mes prises alimentaires.
3. **Je mange sans distraction** : l'omniprésence des écrans nuit à la perception de mes sensations alimentaires.

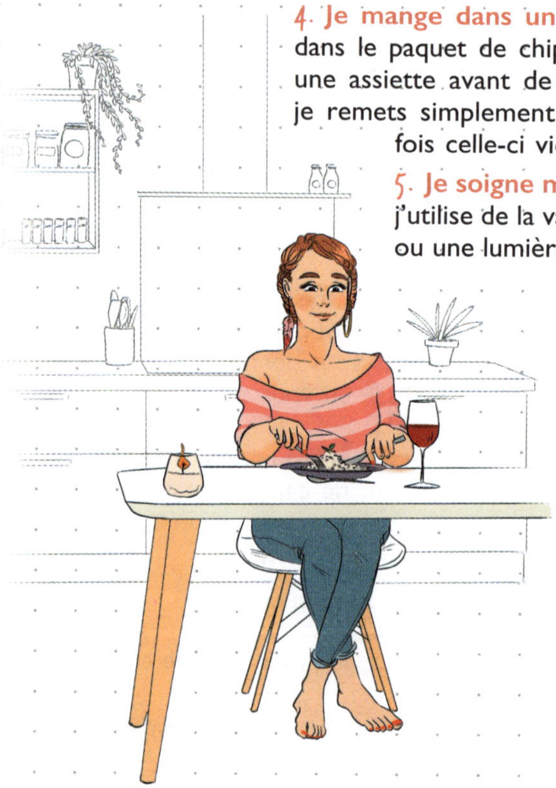

4. **Je mange dans une assiette** : je ne me sers plus directement dans le paquet de chips ou de gâteaux, je pose mes aliments dans une assiette avant de les manger. Aucun souci pour se resservir, je remets simplement la nouvelle quantité dans mon assiette une fois celle-ci vidée.
5. **Je soigne mon environnement** : je dresse une jolie table, j'utilise de la vaisselle raffinée ou colorée, j'allume une bougie ou une lumière douce, bref je crée une ambiance qui me fait me sentir bien.
6. **Je mange dans le calme** : je prends soin de l'énergie qui circule autour de la table en évitant les débats ou les discussions conflictuelles, le temps du repas.
7. **Je mange doucement et je respire** : je peux poser mes couverts de temps en temps ou simplement attendre d'avoir vidé ma bouche avant de prendre une nouvelle bouchée.

Chapitre 3

Stop aux compulsions alimentaires !

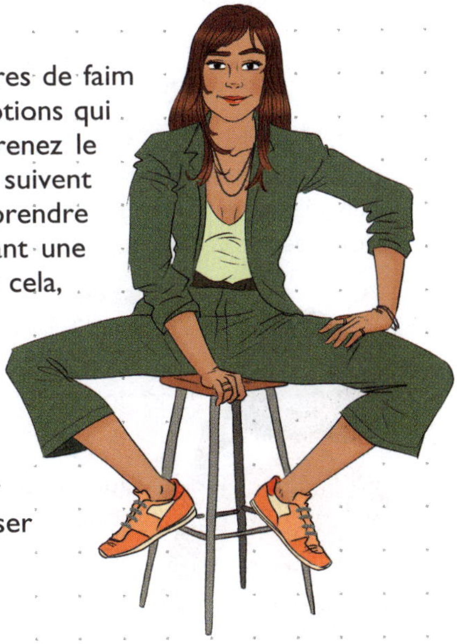

Vous commencez à mieux reconnaître vos signaux alimentaires de faim et de satiété et parvenez progressivement à décoder les émotions qui vous poussent à manger ? Bravo ! Soyez fière de vous et prenez le temps de célébrer ces premières avancées ! Les pages qui suivent vont vous aider à franchir une nouvelle étape : vous allez apprendre à désamorcer vos compulsions alimentaires en leur apportant une réponse plus efficace et plus adaptée que la nourriture. Pour cela, vous allez déconstruire vos croyances, vous libérer de vos peurs et vous reconnecter à vos désirs profonds. Vous allez découvrir que la clé n'est pas de résister davantage à l'appel du chocolat, mais d'accueillir vos fringales comme de précieuses informations pour réajuster votre vie et vous connecter à vos vrais besoins. C'est l'opportunité d'apporter des changements concrets dans votre quotidien et de passer à l'action pour une vie plus épanouie !

Les astuces anti-grignotage qui ne fonctionnent pas...

Ces conseils pour résister aux craquages alimentaires, vous les avez forcément lus dans les dossiers Spécial minceur des magazines féminins. Ou alors vous les avez entendus de la part de membres de votre entourage, des personnes généralement bien intentionnées, mais qui ne comprennent pas vraiment ce que vous vivez.

Les conseils anti-grignotage les plus inefficaces

Parmi les conseils les plus fréquemment cités, on trouve :

- ○ Mâcher un chewing-gum
- ○ Boire un verre d'eau
- ○ Se brosser les dents
- ○ Boire du thé
- ○ Manger une pomme
- ○ Pratiquer la méditation

- Prendre une douche ou un bain
- Respirer, se détendre
- Lire un livre
- Faire une sieste
- Marcher, courir ou faire du sport
- S'occuper en allant au cinéma ou en faisant du shopping
- Appeler une copine
- Sucer des glaçons (mais oui !)
- Manger des cornichons (oui oui !)
- Faire un effort et penser à autre chose !

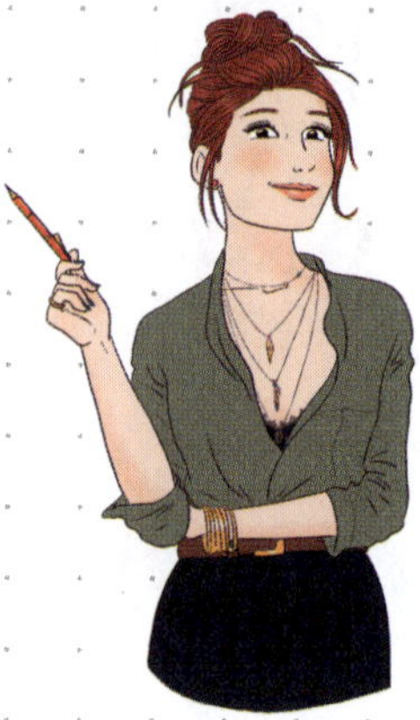

Pourquoi ça ne marche pas ?

Si on fait abstraction des conseils vraiment farfelus (on a cité les glaçons et les cornichons, mais vous avez peut-être déjà entendu pire !), on pourrait croire à première vue que ces conseils sont pleins de bon sens et que les essayer ne peut pas faire de mal. Grave erreur ! Vous devez vraiment vous en méfier. Explication :

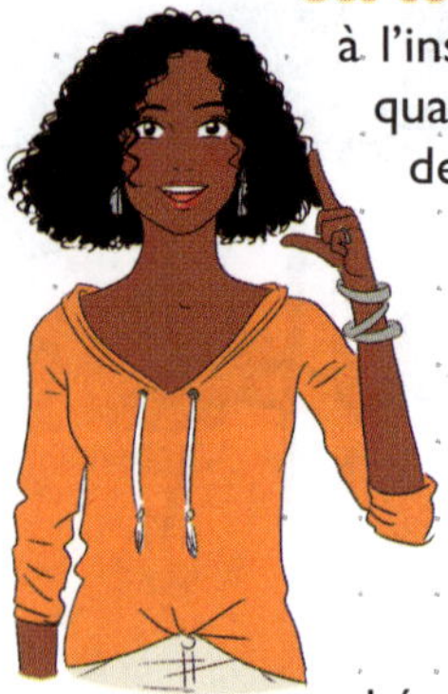

Ces conseils génériques ne sont pas adaptés à vos besoins ni à votre situation à l'instant T : on fait comment pour faire une sieste ou prendre une douche quand on est au bureau et que le chocolat nous appelle en nous promettant de nous aider à affronter la pile de dossiers urgents ?

Ce sont des réponses simplistes face à des ressentis complexes. Qui est capable de se détendre sous la pression d'une deadline qui fait monter l'adrénaline et pousse à manger du sucre ? Et qui a envie de lire un livre après une rupture amoureuse qui donne juste envie de dévorer tout le pot de glace ?

Ces conseils sont inadaptés face à l'urgence de la compulsion alimentaire. Pratiquer la relaxation et la méditation, c'est super. Mais les bénéfices réels de ces exercices se font ressentir dans la durée, grâce à une pratique régulière. Envisager de s'y mettre pour la première fois, en urgence, au moment pile où vous avez envie de vous jeter sur la nourriture, c'est tout simplement utopique.

Ce sont des stratégies d'évitement. S'occuper en allant au ciné ou en faisant du shopping, pourquoi pas, mais ça ne vous incite pas à vous interroger sur les vraies raisons qui vous poussent à compenser avec la nourriture. Chez certaines personnes, les achats compulsifs viennent même remplacer l'alimentation compulsive, sans rien résoudre.

Ces conseils vous enferment dans le culte de la restriction et la diabolisation de certains aliments : vous suggérer de boire de l'eau, de vous brosser les dents ou de mâcher du chewing-gum, c'est juste une autre façon de vous conditionner au réflexe « zéro calorie ». Et valoriser le fait de manger une pomme enracine un peu plus en vous la croyance selon laquelle les pommes sont des aliments minceur, en opposition au chocolat ou aux gâteaux,

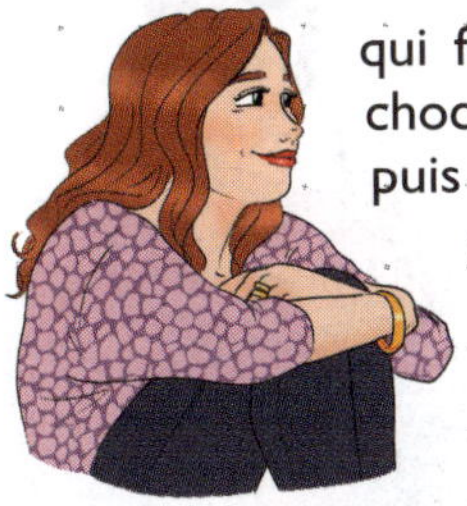

qui font grossir. En réalité, manger une pomme pour éviter de manger du chocolat, c'est le risque de finalement manger cette pomme, peu satisfaisante, puis un carré de chocolat, puis deux, puis trois… tout ça pour finalement dévorer la tablette entière. Cela ne vous aidera pas à sortir du cycle infernal restriction-compulsions, bien au contraire.

Ces conseils ajoutent de la culpabilité et apportent un sentiment d'échec. « Fais un effort ! », « Occupe-toi », « Pense à autre chose », ces petites phrases anodines laissent entendre que résister à la nourriture n'est qu'une question de volonté et de self-control. Résultat : quand on n'y arrive pas, on en vient à se dénigrer et à se demander : « Mais qu'est-ce qui ne va pas chez moi ? ». La réalité c'est que ce qui se passe dans votre tête et dans votre cœur de mangeuse émotionnelle est bien plus complexe qu'il n'y paraît, et les personnes qui écrivent ou qui vous donnent ces conseils n'ont aucune idée de ce que vous vivez vraiment.

Je construis ma boîte à outils sur mesure en cas de compulsions alimentaires

La bonne méthode anti-grignotage

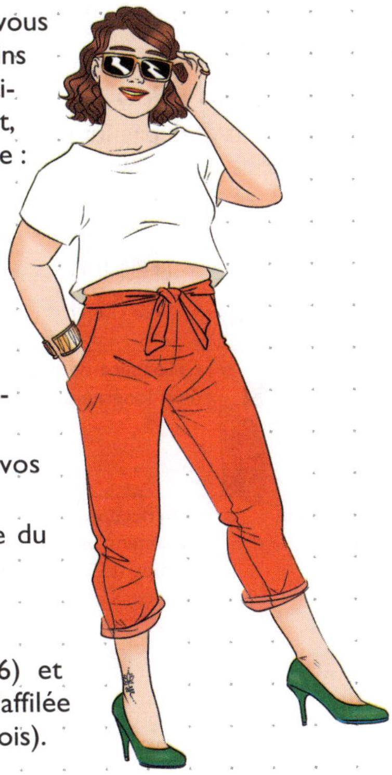

La seule méthode anti-grignotage qui marchera vraiment pour vous sera celle qui répondra à vos fragilités émotionnelles et vos besoins spécifiques. C'est pourquoi, pour parvenir à désamorcer définitivement les compulsions alimentaires quand elles se présentent, vous avez besoin d'une boîte à outils personnalisée et sur-mesure : un éventail de réponses non alimentaires immédiates, parfaitement adaptées à vos besoins et à vos déclencheurs, dans lequel vous pourrez piocher en cas de fringale émotionnelle. Et cette boîte à outils, c'est vous qui allez pouvoir la construire !

Les 3 objectifs de la méthode

- Vous allez prendre conscience que la nourriture n'est généralement pas du tout la réponse adaptée à votre besoin.
- Vous allez développer une meilleure compréhension de vos fragilités et plus de bienveillance envers vos ressentis.
- Vous allez réapprendre à gérer vos émotions et vous faire du bien autrement qu'en mangeant.

Comment je m'y prends ?

Reprenez votre cahier de bord émotionnel (voir p. 36) et remplissez-le autant que possible pendant quelques jours d'affilée (au minimum pendant une semaine, idéalement pendant un mois).

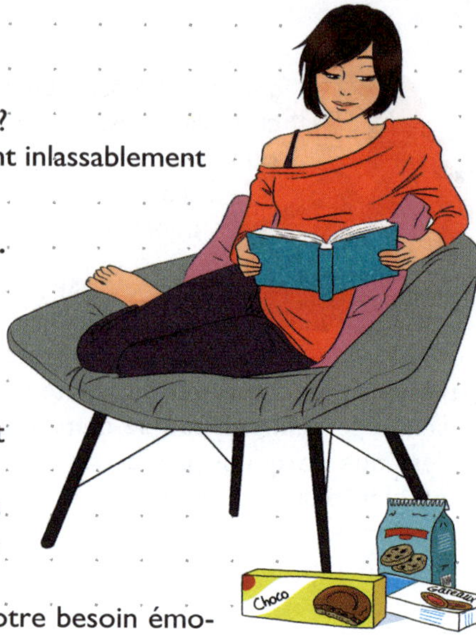

Faites un premier bilan en relisant vos notes…

Quels sont les déclencheurs qui vous fragilisent le plus ? Quelles sont les émotions qui reviennent et vous poussent inlassablement vers la nourriture ?

Créez un nouveau tableau sur le modèle ci-dessous…

- Ce que je ressens : dans la première colonne, commencez par lister les émotions qui vous submergent le plus souvent.
- Ce que je vis : dans la deuxième colonne, précisez les circonstances et les faits rencontrés qui déclenchent en vous ces émotions.
- Mon besoin émotionnel immédiat : qu'aimeriez-vous recevoir, vivre, expérimenter, là, maintenant, tout de suite, pour soulager votre inconfort émotionnel ?
- Mes craquages alimentaires : c'est le sentiment que votre besoin émotionnel ne peut être comblé immédiatement qui vous conduit à compenser en mangeant. Cette frustration face à vos besoins non assouvis déclenche une urgence de manger un certain type d'aliments. Identifiez et notez ces envies alimentaires spécifiques. Vous avez certainement des aliments fétiches qui reviennent en cas de fringales.
- Mes idées de remèdes court-terme : pour chaque déclencheur, listez deux ou trois idées de réponses non alimentaires, simples et faciles à mettre en œuvre, que vous pourriez apporter.

Laissez-vous guider…

Ne vous laissez pas intimider par ce travail d'introspection ! Vous trouverez dans le tableau ci-dessous de nombreux exemples concrets pour vous inspirer.

Ce que je ressens (émotions)	Ce que je vis (contexte)	Mon besoin émotionnel immédiat	Mes craquages alimentaires	Idées de remèdes court-terme
Solitude 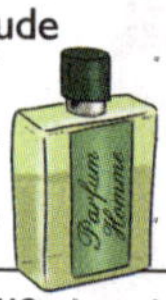	Célibataire depuis trop longtemps.	Partages, rires, câlins, chaleur masculine.	Je peux manger un pot de glace entier.	Je parfume mon plaid avec mon parfum d'homme préféré et je m'enroule dedans. Je choisis une comédie super drôle ou un feel-good movie.
Fatigue	Je m'occupe quasiment seule de mes deux enfants.	Aide, soutien, alléger ma to-do list.	Je mange la moitié de la baguette en cuisinant le dîner, je finis les pâtes froides des enfants et quand tout le monde est couché je descends une tablette de chocolat.	Je couche les enfants tôt pour m'offrir un bain et un gommage. Je me couche tôt moi aussi.

Ce que je ressens (émotions)	Ce que je vis (contexte)	Mon besoin émotionnel immédiat	Mes craquages alimentaires	Idées de remèdes court-terme
Colère	Ma mère m'appelle pour critiquer mon style de vie et me donner des conseils sur ma perte de poids.	Que ma mère me soutienne et m'accepte telle que je suis.	Je mange des chips, je bois du vin.	Je tape dans un coussin. J'écrase les bouteilles et les briques de lait de ma poubelle. J'écris dans un journal ce que je ressens. Je gribouille ma colère dans un cahier (un journaling qui permet de déposer mes pensées trash et m'en libérer, voir p. 83).
Stress	J'ai trop de travail et trop de pression au boulot.	Relâcher cette tension permanente, retrouver de la sérénité et du sens dans ce que je fais.	Je mange tout ce qui me passe sous la main en rentrant du boulot, surtout des choses lourdes comme du pain et du fromage.	Je crée un sas de décompression entre le travail et le retour à la maison (sport, activité créative, marche, voir p. 73). Dès que j'arrive à la maison, j'ouvre les fenêtres et je respire à fond puis je prends une longue douche chaude ou un bain relaxant avec quelques gouttes d'huile essentielle de lavande (*Lavandula angustifolia*) relaxante.
Ennui	La routine, tous les jours se ressemblent, je n'ai pas la possibilité de partir en week-end ou en vacances car je manque de moyens financiers.	Du fun, des sensations, de l'aventure.	Des biscuits, des gâteaux apéro, des céréales sucrées, tout ce qui croustille.	Je déplace les meubles. Je change la déco de mon appartement. Je sors acheter une plante ou un bouquet de fleurs colorées. Je respire une huile essentielle vivifiante et rassurante de bergamote (*Citrus bergamia*) ou de petit grain bigarade (*Citrus aurantium*) (voir aussi p. 46). Je fais un coloriage antistress. J'ouvre une revue ou un livre inspirant.
À votre tour !				

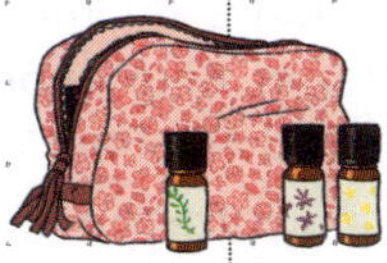

Et ensuite ?

À la prochaine envie de grignoter, piochez directement une de vos idées dans votre boîte à outils. En quelques jours ou quelques semaines, vous allez progressivement vous défaire de vos automatismes et développer de nouvelles façons de réagir à ce que vous ressentez.

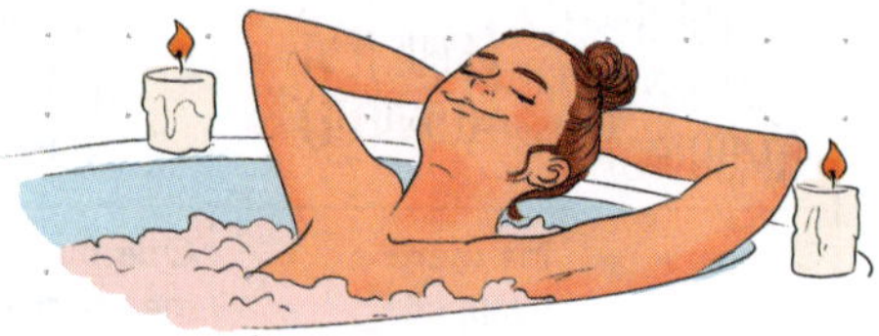

Ne vous mettez pas la pression !

Vous n'arriverez peut-être pas à réussir du premier coup à mettre en place l'un de ces remèdes. C'est normal ! Casser vos automatismes, cela demande du temps, de la pratique et surtout de la conscience. Alors pas question de vous mettre la pression et d'ajouter du stress et de la culpabilité supplémentaires. Ne vous imposez pas ces remèdes coûte que coûte en pensant « Je n'ai pas le droit de manger, je dois absolument résister en tapant dans les coussins ». Dites-vous plutôt : « Je commence par essayer un des remèdes court-terme de ma liste, et si ça ne marche pas dans 30 minutes, j'ai le droit d'aller manger ma glace. » Ici, on cherche la progression, pas la perfection !

Help, j'ai mes règles !

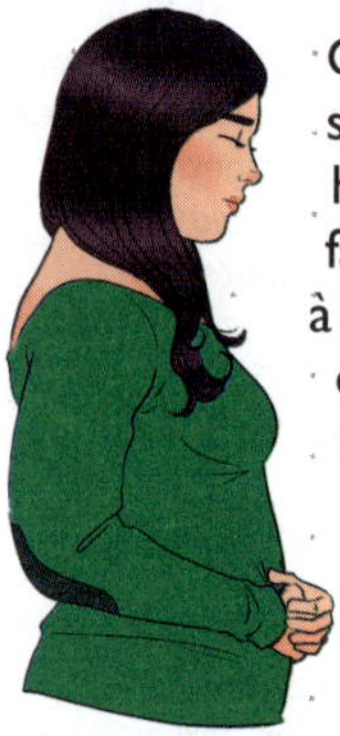

On l'a vu précédemment, le syndrome prémenstruel et la période des règles sont marqués par des changements hormonaux importants. Résultat : une humeur en dents de scie, voire un véritable tsunami émotionnel, qui peut facilement dégénérer en chaos alimentaire. Dans ces moments-là, votre boîte à outils de base peut parfois se révéler insuffisante. Si vous vivez difficilement cette période de votre cycle, vous avez besoin d'un kit de secours complémentaire dédié spécifiquement à cette période du mois.

Mon kit de secours spécial cycle féminin en 10 solutions

Pendant ces quelques jours du mois, vous avez besoin de limiter les symptômes désagréables et de prendre encore plus soin de vous : mode d'emploi à travers 10 étapes self-love et bienveillantes.

1. **Soulagez l'inconfort physique :** la bouillotte sur le ventre ou un bon bain chaud sont vos meilleurs amis face aux douleurs et aux crampes dans le ventre.

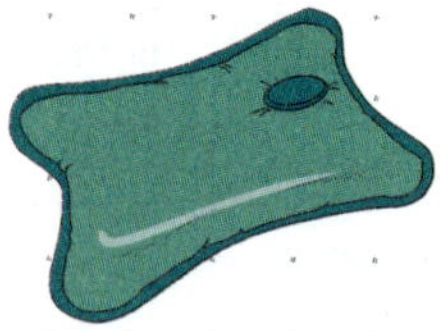

2. **Enveloppez-vous de douceur :** oubliez le jean qui vous cisaille la taille. C'est le moment d'enfiler des vêtements amples et confortables et de vous emmitoufler dans un plaid douillet. Vous avez besoin d'un cocon protecteur.
3. **Privilégiez les mouvements doux pour vous détendre et favoriser la circulation des fluides :** pendant les règles, votre corps élimine la paroi de l'endomètre, ce « nid douillet » qui n'a plus d'utilité puisqu'il n'y a pas eu de fécondation. Et tant que ces fluides stagnent, bonjour les crampes et la sensation de bouée autour du ventre

– des symptômes physiques que vous aurez tendance à chercher à soulager à tort en mangeant. Dans ces moments-là, essayez plutôt le mouvement : stretching, yoga, choisissez sur Internet une vidéo qui vous aide à dénouer les tensions tout en douceur et qui relance la circulation, ou essayez l'une des trois postures de yoga suivantes, pour bénéficier de leurs effets super relaxants à tout moment de votre cycle…

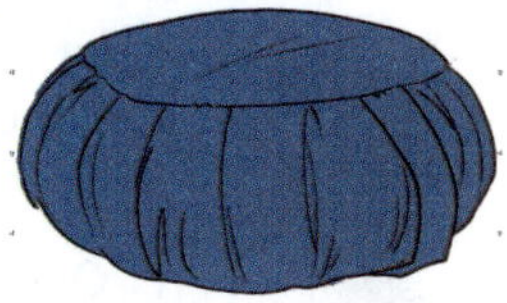

3 postures de yoga relaxantes

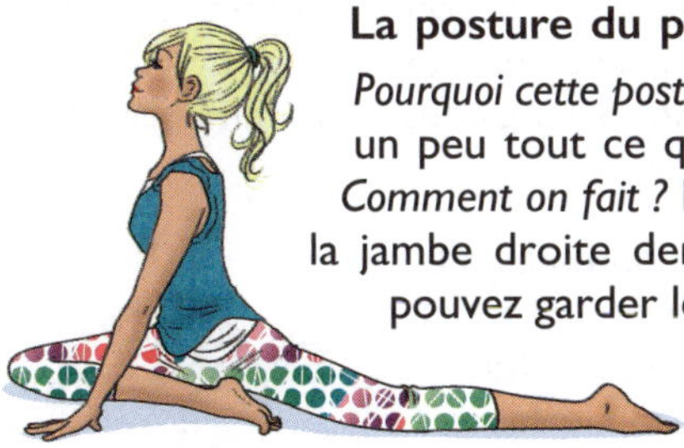

La posture du pigeon

Pourquoi cette posture ? Elle étire les cuisses, les hanches et l'abdomen, un peu tout ce qui est tendu pendant les règles.

Comment on fait ? Repliez la jambe gauche sous vos hanches et étirez la jambe droite derrière vous pour qu'elle repose sur le sol. Vous pouvez garder le dos droit ou allonger votre torse sur votre cuisse et relâcher votre dos. À répéter de l'autre côté après une dizaine de respirations.

La posture de l'enfant

Pourquoi cette posture ? Elle allonge en douceur la colonne vertébrale, masse l'abdomen et les ovaires et détend tout le bas-ventre.

Comment on fait ? Les genoux au sol, déposez les fessiers sur les talons et étirez les bras vers l'avant du tapis pour 5 respirations, puis 5 autres les bras le long du corps.

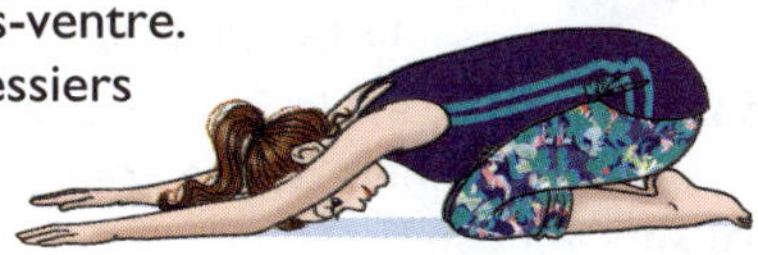

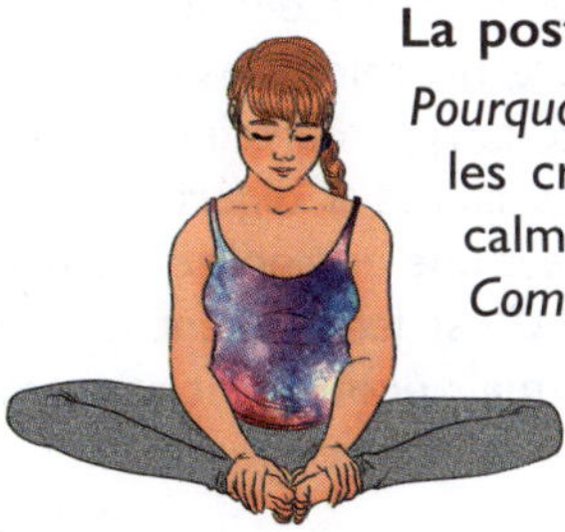

La posture du papillon

Pourquoi cette posture ? Toute simple, elle est parfaite pour soulager les crampes menstruelles : elle libère les hanches, étire le dos et calme le système nerveux.

Comment on fait ? Assise au sol, les plantes de pied l'une contre l'autre, laissez les deux genoux s'ouvrir doucement en étirant le dos puis enroulez doucement la colonne vertébrale en direction du sol. Dans cette posture, faites 10 respirations.

4. **La pratique hyper apaisante de la respiration abdominale :** vous avez tendance à rentrer votre ventre le plus possible toute la journée, pas vrai ? Eh bien c'est tout le contraire que vous êtes invitée à faire avec cette technique de respiration pratiquée en méditation, en yoga et par les sportifs, pour son puissant pouvoir antistress.

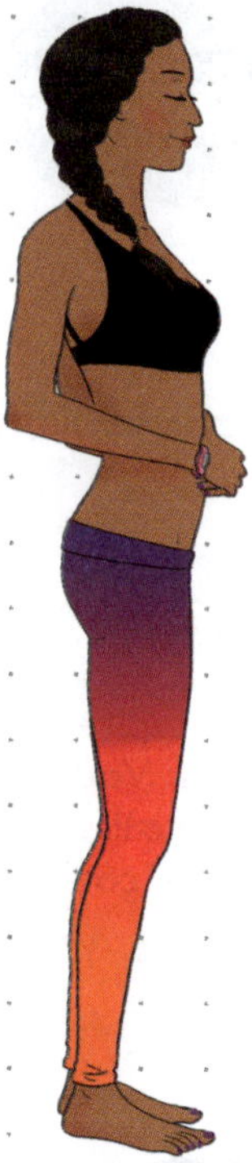

Ses bienfaits

La respiration abdominale permet de respirer à partir du diaphragme plutôt que du thorax et insuffle une plus grande quantité d'oxygène dans les poumons.

Quand pratiquer ?

Bonne nouvelle ! Vous pouvez pratiquer cette technique à tout moment de la journée et n'importe où : dans votre lit, au bureau, dans la file d'attente du supermarché, dans les transports en commun...

Comment on fait ?

Posez votre main sur votre ventre. Inspirez profondément et lentement par le nez en gonflant votre abdomen durant 5 secondes. Votre main doit se soulever. Retenez votre souffle un instant. Puis expirez doucement par la bouche en rentrant l'abdomen pendant 5 secondes. Recommencez le cycle 5 ou 6 fois.

5. **Couchez-vous tôt :** le manque de sommeil altère la production des hormones régulatrices de l'appétit en augmentant la production de ghréline (une hormone qui déclenche la sensation de faim) et en diminuant le taux de leptine (l'hormone qui déclenche la satiété). Alors au dodo !

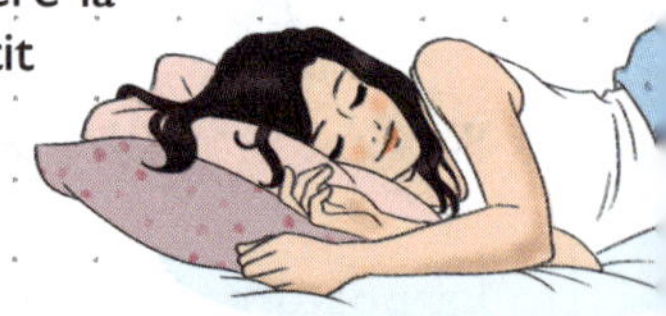

6. **Offrez-vous du self love :** couture, dessin, lecture, scrapbooking, prenez le temps pour des activités plaisir et détente qui vous font du bien.
7. **Ralentissez :** c'est le moment de limiter autant que possible les engagements professionnels ou personnels qui ne sont pas indispensables et ne vous procurent pas de joie. Une pause s'impose !
8. **Privilégiez une alimentation riche en produits naturels :** pendant les règles, la digestion et le transit ont tendance à être ralentis. Consommez des fruits et des légumes en abondance pour faire le plein de vitamines et de minéraux. Côté protéines, assurez-vous d'en consommer suffisamment et pour les choisir, écoutez votre corps : certaines femmes se sentiront mieux en privilégiant les protéines végétales (plus faciles à digérer que les protéines animales) quand d'autres auront une irrépressible envie d'une entrecôte saignante (la viande rouge est aussi une des meilleures sources de fer). C'est le moment de vous faire confiance : ne suivez pas aveuglément un plan alimentaire, mais écoutez et respectez les messages de votre corps. C'est le moment aussi de freiner votre consommation de café, thé, alcool et cigarette...
9. **Hydratez-vous au maximum** avec de l'eau et des tisanes relaxantes comme la camomille.
10. **Misez sur les huiles essentielles :** en cas de stress ou de tensions psychiques ou physiques, déposez sur un coton ou respirez directement dans le bouchon quelques gouttes d'huile essentielle de lavande (*Lavandula angustifolia*) pour ses propriétés apaisantes et relaxantes.

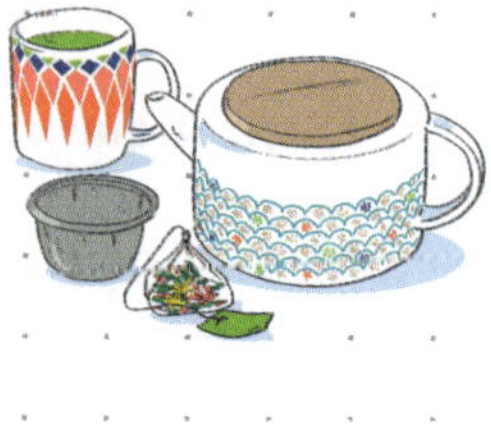

C'est aussi le moment de découvrir la magie de l'ylang-ylang (*Cananga odorata*), surnommée la fleur des fleurs. Dans bon nombre d'îles du Pacifique ou de l'océan Indien, l'ylang-ylang accompagne les femmes : il embellit leur peau et leurs cheveux, sent divinement bon et soulage beaucoup de désagréments féminins grâce à ses vertus équilibrantes et antidouleur et à son effet apaisant sur les ruminations mentales.

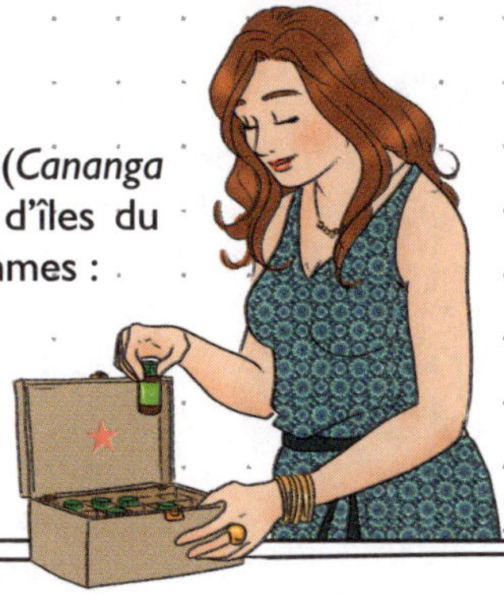

En cas de règles douloureuses, massez le bas ventre avec quatre gouttes d'huile essentielle d'ylang-ylang diluées dans une cuillère à café d'huile végétale de votre choix.

Précautions d'emploi des huiles essentielles et contre-indications éventuelles

Ultra-concentrées en principes actifs, les huiles essentielles sont à manipuler avec précaution. Avant chaque utilisation, si vous avez un doute ou si vous prenez des médicaments en même temps, n'hésitez pas à demander l'avis d'un professionnel de santé (médecin ou pharmacien).

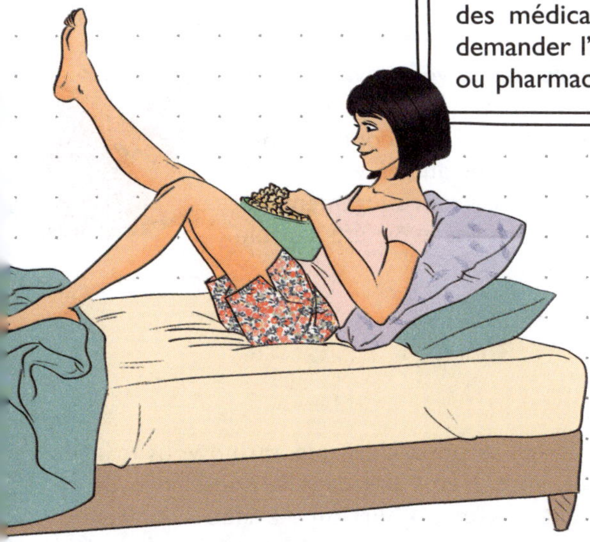

J'arrête de me cacher pour manger

Si vous souffrez de compulsions alimentaires, il y a de fortes chances que vous soyez du genre à préférer craquer en cachette…

- Par exemple, vous mangez dès que vous êtes seule chez vous ou que tout le monde est couché.
- Vous achetez de la nourriture à l'extérieur et mangez au volant de votre voiture ou dans la rue avant de rentrer chez vous (puis vous remangez avec votre famille comme si de rien n'était).
- Vous vous planquez pour manger les restes : les restes de gâteau après le départ des invités, les restes de viennoiseries après la réunion…

Si vous vous reconnaissez, soyez rassurée, vous n'êtes pas seule ni détraquée !

Manger en cachette : une façon de réagir…

… à la pression sociale

Que ce soit votre mère, un médecin de famille ou une infirmière scolaire, certains adultes vous ont peut-être mis la pression dès le plus jeune âge à propos de votre poids,

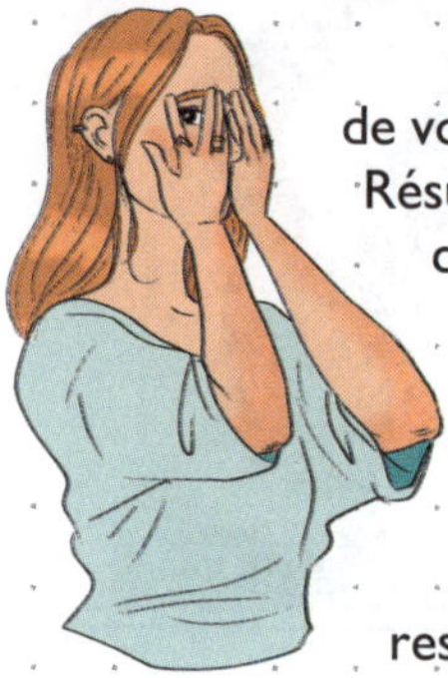

de votre apparence et de la nécessité de contrôler le contenu de votre assiette. Résultat : vous avez pris l'habitude très tôt de vous rebeller en mangeant en cachette dans votre chambre ou sur le chemin de l'école. Aujourd'hui, vous reproduisez le même schéma : vous vous cachez quand vous mangez de peur de décevoir, d'être jugée et critiquée.

... à la restriction

L'obsession pour les régimes et la minceur vous a fait vivre dans la restriction alimentaire (consciente ou inconsciente) permanente depuis des années avec à chaque fois le même scénario : vous n'êtes capable de tenir que quelques jours ou quelques heures. Au moment de craquer, la honte et la culpabilité vous envahissent. Alors vous vous cachez. Parce que d'une certaine façon, ces chips avalées derrière la porte du placard ou ce fromage englouti devant la porte du frigo ouverte, « ça ne compte pas ».

... à votre idéal de perfection

Vous êtes perfectionniste, soucieuse du moindre détail, vous vivez dans le contrôle et tout doit se passer comme vous l'avez prévu. Alors quand vous avez une envie (de chips, de chocolat, de fromage) que vous ne contrôlez pas, c'est totalement inacceptable. Hors de question que les autres vous voient craquer, trop peur de leur regard et surtout de votre propre jugement sur vous-même ! Alors vous vous cachez, honteuse de ne pas avoir été capable de mater « la bête » qui se cache en vous.

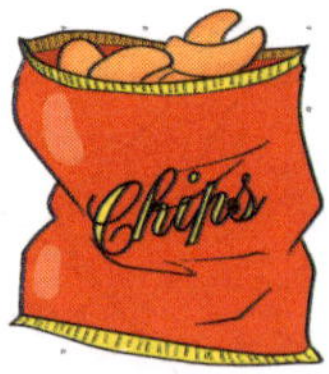

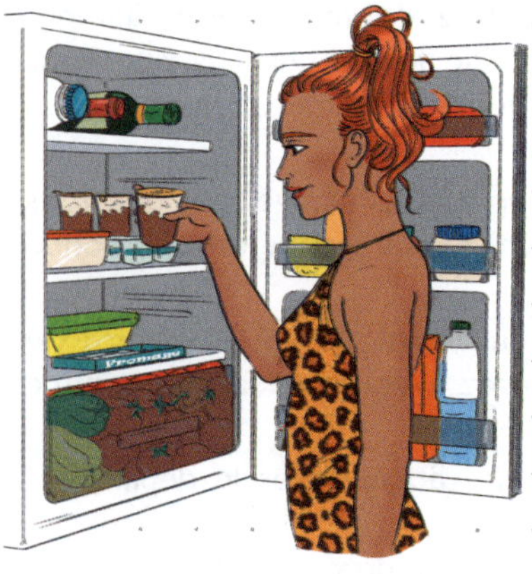

Une habitude qui aggrave les grignotages

Le problème qui se pose, c'est que, quand vous mangez en cachette, vous n'êtes pas dans la conscience de ce que vous faites. Cette nourriture avalée à la va-vite, devant la porte du placard ou du frigo ouverte, n'existe pas pour votre cerveau. En faisant cela, vous contribuez également à cultiver la honte et l'interdit. Et évidemment, le fait de vous forcer à remanger au repas suivant pour que personne ne se doute de rien vous fait consommer beaucoup plus de nourriture que ce dont votre corps a besoin. Finalement, vous vous enfermez un peu plus dans cette spirale infernale.

3 mantras à se répéter pour s'en sortir

Quand vous mangez en cachette, votre cerveau crée une connexion avec une impression plus ou moins consciente et négative de honte et de culpabilité qui plombe votre estime.

Pour aider votre cerveau à « changer de fréquence », appuyez-vous sur les mantras, des phrases positives et encourageantes qui vont changer progressivement votre discours intérieur et appeler une énergie positive à la place.

Comment faire ?

Écrivez ces phrases sur des pense-bêtes que vous accrocherez sur la porte du frigo, ou répétez-les mentalement chaque jour au réveil et au coucher :

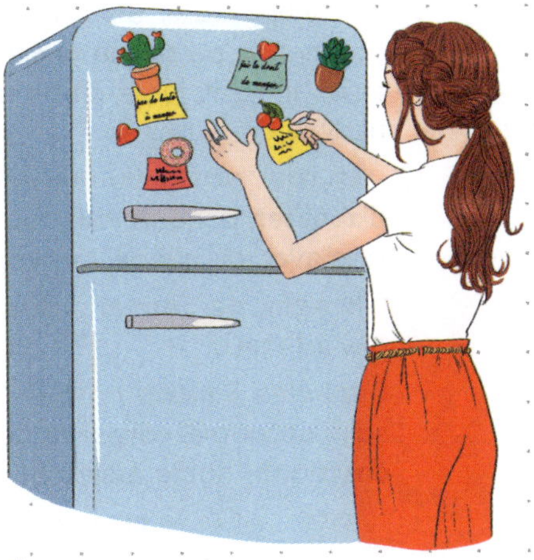

« J'ai le droit de manger. »
Oui, même si ce n'est pas l'heure, même si vous avez des kilos en trop…

« Il n'y a aucune honte à manger. »
La honte, c'est une croyance inutile qui crée de la tension supplémentaire. C'est seulement s'il n'y a plus de tension qu'il n'y a plus de compulsion.

« Personne ne sait mieux que moi ce qui est bon pour moi. »
Votre mère savait peut-être ce qui était bon pour vous quand vous aviez cinq ans (et encore elle a pu se tromper !), mais aujourd'hui une chose est sûre : personne n'a le droit de se mêler du contenu de votre assiette.

8 façons de répondre aux commentaires sur mon assiette

Même si on s'en passerait bien, il y a toujours quelqu'un, dans les réunions de famille par exemple, pour faire un commentaire sur notre poids et sur le contenu de notre assiette (on apprendra aussi à y répondre dans le chapitre 5), que ce soit notre mère, notre grand-mère, l'oncle Gérard ou la cousine Sophie. Qui n'a jamais entendu des remarques du type : « Tu es sûre que tu vas te resservir ? », « Quel appétit ! Tu manges plus que moi à ton âge ! » ou au contraire « Tu n'as rien mangé. Je te ressers ? Allez, pour me faire plaisir ! » Si c'est le cas, essayez déjà ces réponses prêtes à l'emploi :

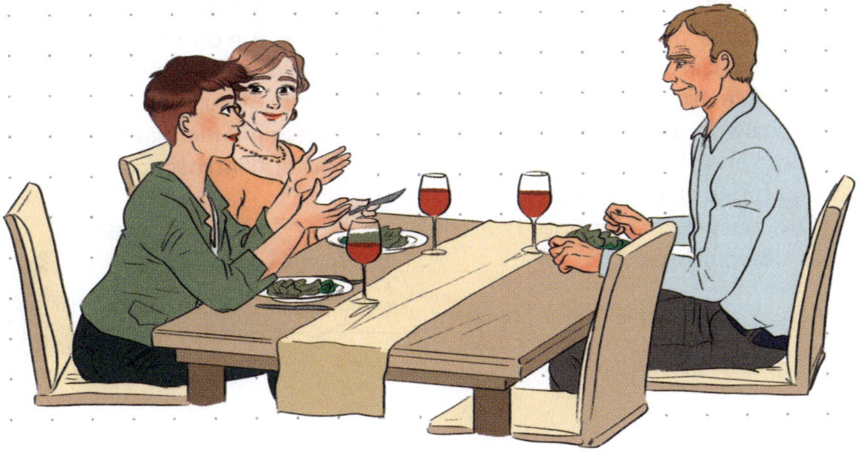

1. **Approuvez :** « Absolument, j'adore ce plat ! »
2. **Posez vos limites :** « Merci pour tes conseils, mais je suis la seule à savoir ce qui est bon pour moi et ce dont j'ai envie. »
3. **Demandez des précisions :** « Qu'est-ce que tu veux dire par là exactement ? » Très souvent, la personne projette ses propres peurs et cela n'a rien à voir avec vous. Parfois aussi, il s'agit juste d'une façon (maladroite) d'engager la conversation, comme certains parlent de la météo.
4. **Assumez votre vulnérabilité :** « Tu sais, je travaille justement sur le fait d'arrêter de diaboliser la nourriture ou de me comparer aux autres. J'en ai assez de me prendre la tête avec ce que je mange. Et si on parlait simplement d'autre chose ? »
5. **Changez de conversation :** surtout s'il s'agit d'une personne avec laquelle vous n'êtes pas à l'aise…
6. **Rappelez l'autonomie de chacun :** « C'est tellement génial d'être capable de prendre soin de notre corps et de le nourrir de la meilleure façon possible ! Occupons-nous chacun de notre assiette ! »
7. **Fuyez :** « Oh je crois qu'on m'appelle ! On se reparle plus tard ? »
8. **À une personne qui est au régime :** « Tant mieux si ça marche pour toi, mais tous les régimes que j'ai essayés de mon côté n'ont donné aucun résultat… Du coup j'essaie une autre méthode qui consiste à me reconnecter à mes sensations alimentaires et à travailler sur les émotions qui me poussent vers la nourriture. Je suis justement en train de lire un petit cahier génial sur les kilos émotionnels ! »

Qu'est-ce qui a besoin d'être « nourri » dans ma vie ?

Une invitation à changer les choses en profondeur

Améliorer votre relation à la nourriture va vous redonner confiance à court terme et initier une nouvelle relation, plus consciente, avec la nourriture. Il n'en reste pas moins qu'à long terme, manger sans faim et sans fin est le signal de déséquilibres et de manques plus profonds qui réclament votre attention. Que ce soit votre job, votre couple, l'endroit où vous vivez, vos relations avec vos amis, votre famille… vous avez besoin d'identifier les racines de votre relation dysfonctionnelle avec la nourriture par un travail d'introspection. N'oubliez jamais que vos compulsions alimentaires sont une invitation (OK, un peu tonitruante !) à résoudre ces déséquilibres.

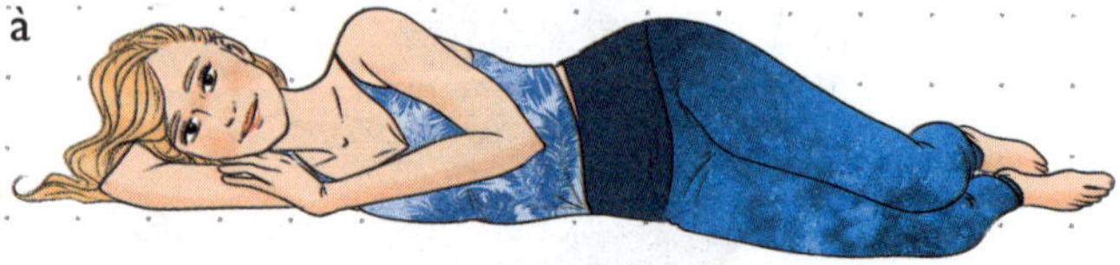

Exercice : C'est l'heure du bilan !

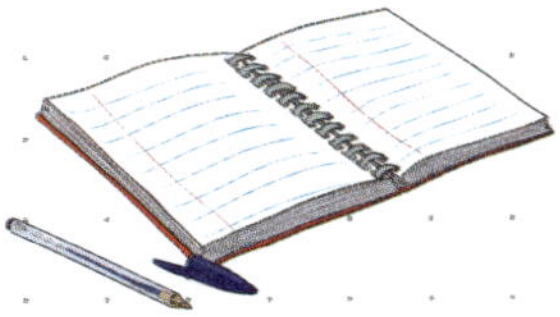

Utilisez le journaling pour identifier vos nœuds et blocages actuels. Le fait d'écrire sans entrave ses pensées, ses angoisses, ses doutes sur les pages d'un carnet dédié permet de mieux les gérer dans la réalité.

Cette introspection écrite va vous permettre de mieux vous connaître, de prendre du recul sur les événements et de prendre conscience de ce qui est entre vos mains et de ce qui ne l'est pas.

Comment je m'y prends ?

Prenez un carnet et répondez à cette question :

Quelles sont les 3 choses qui ne vont pas dans ma vie en ce moment et que j'aimerais changer ou améliorer, en excluant le sujet du poids et de la relation à la nourriture ?

1. ....

2. ....

3. ....

L'exercice ne sera peut-être pas facile pour vous si vous pensez que votre poids est le problème central de votre vie. Si c'est le cas, restez curieuse et bienveillante et continuez de chercher.

Et après ?

Prenez du recul sur vos réponses. Analysez-les :

- Qu'est-ce qui ne dépend pas de moi et que je dois accepter ?
- Qu'est-ce que je peux changer ? Et que puis-je faire ?

C'est sur ces réponses qu'il va falloir concentrer votre énergie.

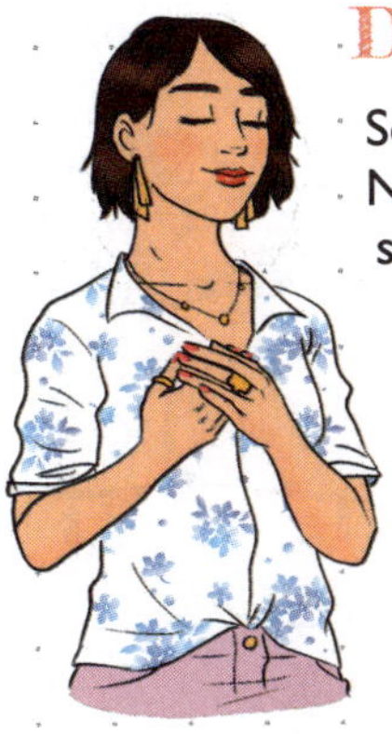

De quoi ai-je vraiment faim ?

Selon Joshua Rosenthal, fondateur de l'Institute for Integrative Nutrition de New York, la nourriture qui remplit nos assiettes ne serait finalement que secondaire. Selon lui, la nourriture principale (*primary food* en anglais) est celle qui donne du sens à notre vie et vient nourrir les faims profondes de notre âme.

L'auteur identifie quatre piliers : le mouvement physique régulier, une pratique spirituelle, une carrière épanouissante et des relations saines avec les autres.

Quand ces quatre piliers sont équilibrés, nous nous sentons vivante et vibrante, et le fait de passer à table est relégué au second plan. Pour confirmer cela, il suffit de repenser à ces moments où on démarre une nouvelle relation amoureuse ou un nouveau travail. On est sur notre nuage, surexcitée, avec des papillons dans le ventre. On ne voit pas le temps passer. On n'a pas faim, voire on oublie de manger !

Et vous, de quoi avez-vous faim au plus profond de votre âme ?

Faim de vie, de passion, d'aventure, de romance, d'accomplissement, de savoir-faire, de créativité, de fun, de voyages, d'amour, de reconnaissance ou de sécurité ? Découvrez-le !

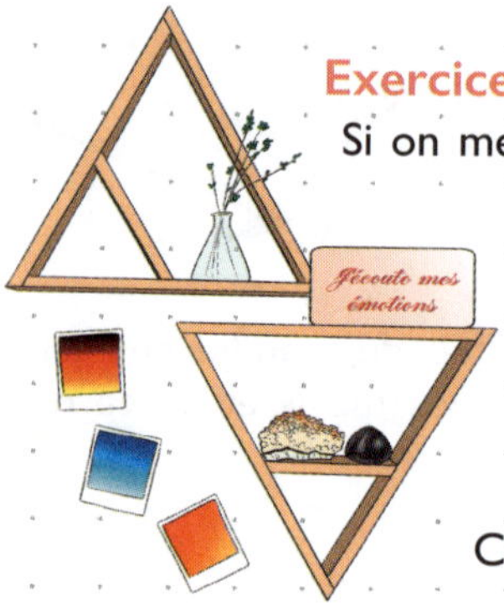

Exercice : J'identifie mes faims profondes

Si on mettait toute la nourriture sous clé et qu'on vous donnait 1 million d'euros…

Que feriez-vous ?

....

Qu'est-ce qui changerait dans votre vie ?

....

Comment vous sentiriez-vous alors ?

....

Comment nourrir mes faims profondes ?

Je réfléchis à des remèdes sur le long terme

Il est temps de travailler sur les changements pérennes que vous devez envisager pour nourrir vos faims profondes et remettre des paillettes dans votre cœur et dans votre vie.

Comment je m'y prends ?

Reprenez votre cahier de bord émotionnel (voir p. 36) et votre boîte à outils de remèdes court-terme (voir p. 41).

Créez deux nouvelles colonnes

- dans la première, précisez les faims profondes que vous avez identifiées,
- dans la deuxième, listez les remèdes long-terme qui pourraient venir nourrir ces faims profondes, en vous laissant guider par les exemples (voir tableau ci-dessous).

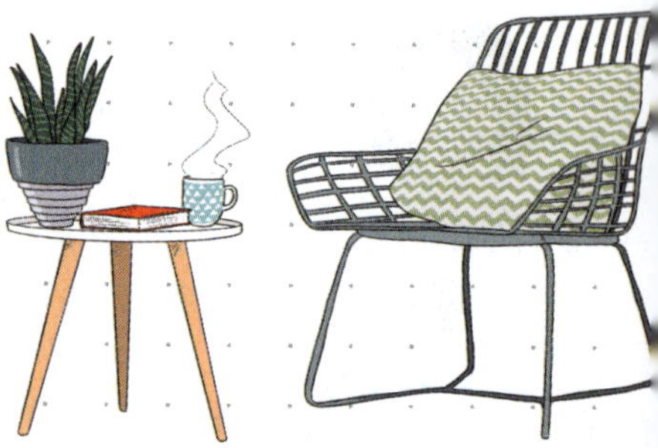

Et après ?

C'est le moment de prioriser. Vous ne pourrez pas tout démarrer immédiatement, c'est normal. Rome ne s'est pas construite en un jour ! Alors, prenez un marqueur et surlignez les trois projets prioritaires sur lesquels vous souhaitez passer à l'action sans attendre.

Ce que je ressens	Mes craquages alimentaires	Ma faim profonde	Idées de remèdes sur le long terme
Je me sens seule depuis longtemps.	J'abuse du chocolat et de la glace devant des comédies romantiques qui me dépriment.	Partage, échange et connexion. J'ai envie de rencontrer quelqu'un.	Ne plus passer toutes mes soirées au travail. M'inscrire sur une appli de rencontres. M'inscrire à une activité ou des meet-up pour rencontrer du monde. Chercher dans ma liste de contacts d'autres célibataires avec qui je pourrais organiser des sorties ou des soirées.

CE QUE JE RESSENS	MES CRAQUAGES ALIMENTAIRES	MA FAIM PROFONDE	IDÉES DE REMÈDES SUR LE LONG TERME
J'accumule la fatigue. 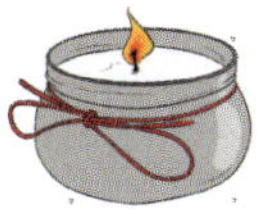	Je mange la moitié de la baguette en cuisinant le dîner. Je finis les pâtes froides des enfants.	Retrouver du temps pour moi. J'ai besoin qu'on prenne soin de moi comme je prends soin des autres.	Me faire aider par une femme de ménage Demander de l'aide à ma famille, à mes amis. Avoir une conversation avec mon conjoint sur la répartition des tâches à la maison. Poser une journée juste pour moi chaque mois.
Je suis facilement blessée par les critiques de mes proches.	Je mange des chips, je bois du vin.	Me sentir aimée, comprise et soutenue par mes proches.	J'apprends à donner des limites saines à mon entourage. Je refuse certaines conversations (plus d'astuces dans le chapitre 5). Je développe de nouvelles relations avec des personnes positives et encourageantes.
Trop de stress et de frustration (par exemple dans mon job).	Je craque facilement sur le pain, le fromage, les pâtes, la pizza en rentrant du travail.	J'ai besoin de retrouver du sens et du fun dans mon travail.	J'échange avec mon manager sur des réajustements possibles. J'apprends à faire entendre ma voix et à mettre des limites saines au bureau (voir aussi le chapitre 5). J'organise au moins un déjeuner ou un café par semaine avec des personnes qui pourraient m'aider à évoluer vers un autre poste ou un autre projet. Je mets à jour mon profil LinkedIn et mon CV. Je me renseigne sur des formations.
Je m'ennuie.	Je grignote tout ce qui me tombe sous la main : biscuits, gâteaux apéro, pâtes, glace, tout !	J'ai envie d'exotisme, d'évasion, de voyages, de fun.	Je m'inscris à des activités qui me font vibrer et m'apportent de la joie et de la nouveauté. J'envisage des escapades peu coûteuses : du tourisme dans ma propre ville, des visites culturelles en groupe ou des sorties nature qui me permettent de rencontrer de nouvelles personnes dans un contexte stimulant. Je réfléchis à un plan de financement pour ce voyage ou ce tour du monde dont je rêve depuis si longtemps.
À votre tour !	....	....	....

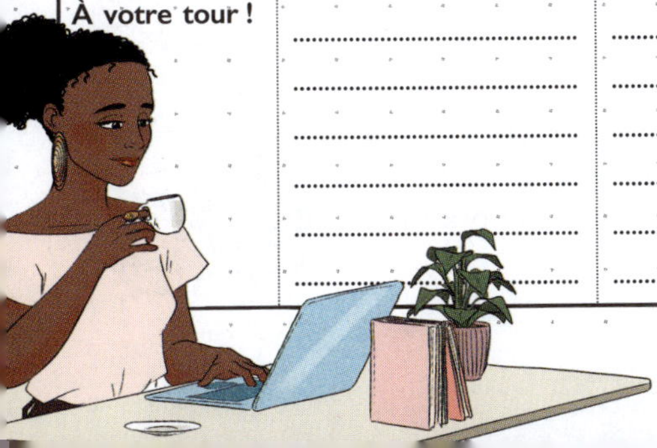

Je passe à l'action

Vos trois projets prioritaires ont besoin d'un plan d'action concret. C'est l'occasion de prendre conscience de toutes les personnes et de toutes les ressources à votre disposition, que vous aviez peut-être négligées ou sous-estimées jusqu'à présent.

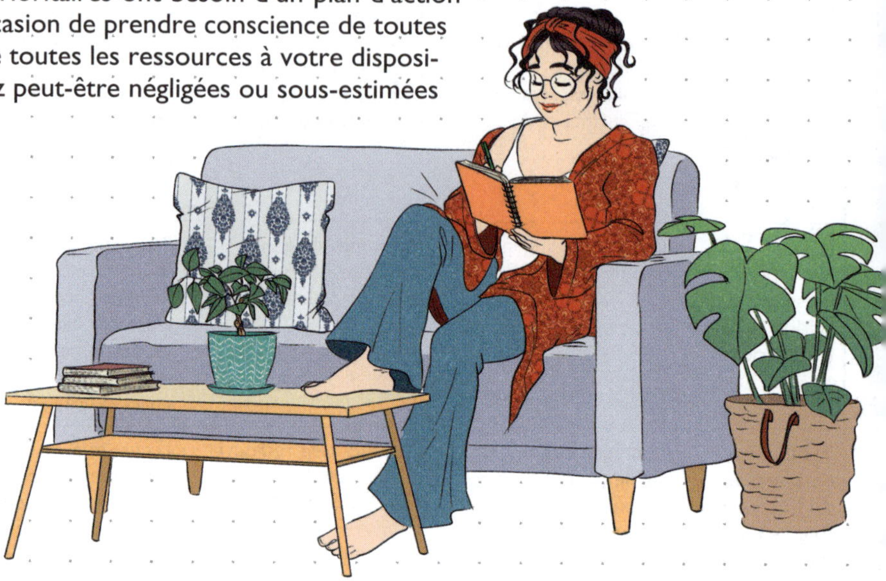

Comment je m'y prends ?

Notez sur votre carnet vos trois projets prioritaires.
Et pour chaque projet, précisez :

- Les étapes nécessaires à sa mise en œuvre (ne vous laissez pas intimider et n'hésitez pas à décomposer en autant de sous-étapes que nécessaire).
- L'échéance souhaitée.
- Les personnes qui peuvent vous aider.
- Les recherches que vous allez entreprendre.
- L'argent que vous allez devoir épargner ou les arbitrages financiers à faire.
- Les formations nécessaires ou souhaitées.
- Les conversations que vous allez devoir déclencher (avec votre partenaire, vos parents, vos amis, votre boss…).

Exemple : Je souhaite m'inscrire sur une appli de rencontre.

- Les étapes : 1) Créer un profil. 2) Sélectionner des photos. 3) Finaliser mon profil et le publier !
- L'échéance : je souhaite que mon profil soit actif ce week-end.
- Les personnes qui peuvent m'aider : ma copine Vanessa, qui passe à la maison demain soir justement, peut me faire de super photos pour mon profil, et ma collègue Magali, inscrite depuis quelques mois et vraie pro du dating, peut me donner des conseils pour l'optimiser.

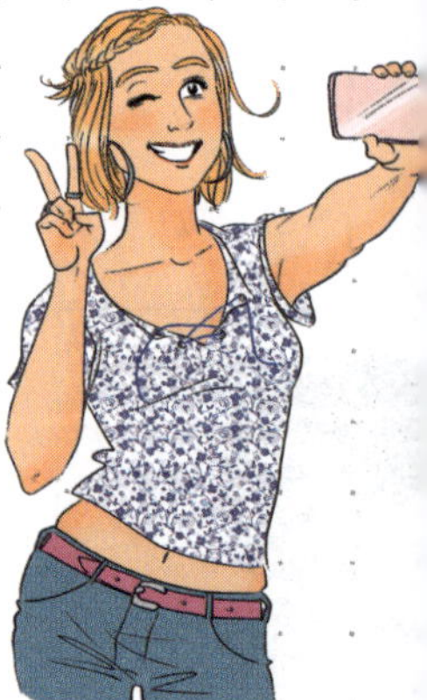

- Les recherches à entreprendre : choisir sur quelle appli je vais m'inscrire – une seule, pour commencer.
- Côté finances : rien à débourser, c'est gratuit !
- Côté formation : j'ai les compétences requises !
- Conversations : je dois en discuter avec plusieurs personnes qui utilisent déjà ces applis car je me rends compte que jusqu'à présent j'étais bloquée par la peur et j'ai besoin d'être rassurée.

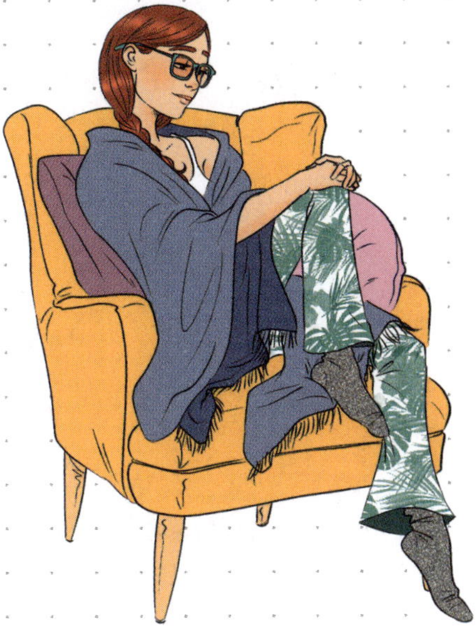

Comment réagir si on n'a pas pu éviter une compulsion alimentaire ?

Aussi libérateur soit-il, ce chemin, à la découverte de soi, de ses peurs et de ses désirs, est parfois long et sinueux et il pourra vous arriver de trébucher. Soyez rassurée, c'est parfaitement normal. En cas de compulsion alimentaire, respirez et faites confiance aux conseils qui suivent.

Les erreurs fréquentes à éviter

- Sauter le prochain repas : vous affamer conduira à de nouvelles compulsions.
- Faire du sport comme une forcenée pour compenser : c'est la meilleure façon d'associer le sport à une punition.
- Continuer de se goinfrer les jours qui suivent, « foutu pour foutu » : cette pizza mangée samedi soir ne mérite pas que vous vous fassiez du mal tout le week-end.
- Se dénigrer en se regardant dans le miroir : on ne prend pas soin des gens qu'on déteste et là vous avez plus que jamais besoin de prendre soin de vous.

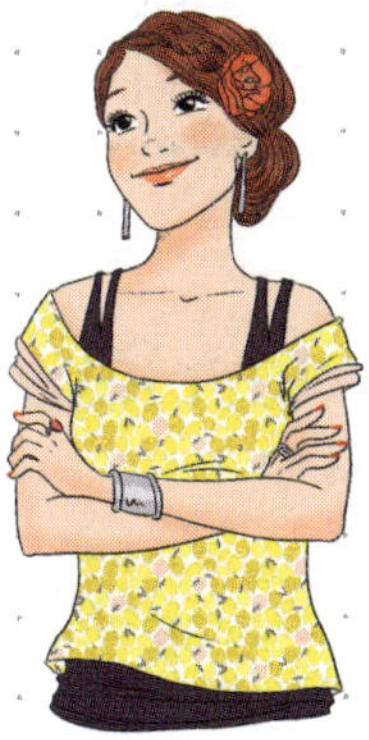

La bonne approche

- Écouter votre faim au prochain repas : votre corps sait se réguler par lui-même si vous lui faites confiance et acceptez de l'écouter vraiment.
- Sortir marcher pour vous aérer le corps et l'esprit.
- Envisager ce qui vient de se passer comme une nouvelle opportunité d'identifier vos déclencheurs et vos automatismes.
- Prendre une grande respiration en vous rappelant que vous êtes humaine et que vous faites de votre mieux.

Chapitre 4

Je me fais du bien sans attendre de perdre du poids

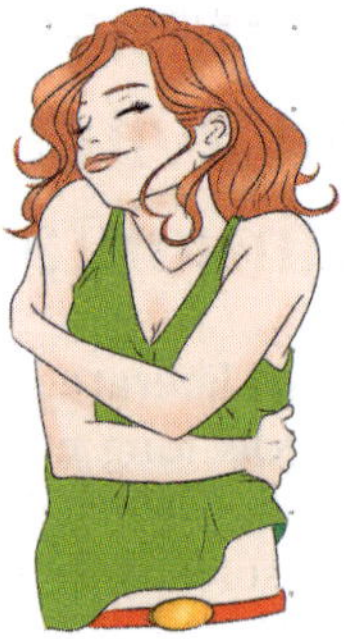

Quand on souffre de compulsions alimentaires, on peut être amenée à se demander si on souffre de carences nutritionnelles. « Mon envie de chocolat serait-elle due à un manque de magnésium ? Mon attirance pour le fromage s'expliquerait-elle par une carence en calcium ? » En réalité la carence la plus commune chez les femmes qui souffrent d'alimentation émotionnelle est une carence… en plaisir !
Dans ce chapitre, vous allez découvrir pourquoi vous ne devez plus attendre de mincir pour prendre soin de vous et kiffer votre vie ! Au contraire, c'est vous envoyer des signaux d'amour et d'attention qui permettra à votre corps de lâcher le poids physique, mais surtout émotionnel, que vous traînez inutilement. C'est l'occasion de vous interroger sur d'éventuels blocages concernant la perception de votre corps, votre rapport à la séduction et la place du mouvement physique dans votre vie.

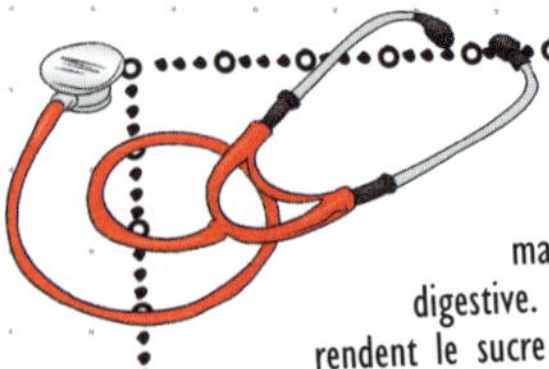

Un petit check-up médical est parfois nécessaire !
Se poser la question des carences nutritionnelles est légitime puisque certaines compulsions alimentaires sont en effet causées par des carences en vitamines, minéraux et micronutriments. Les causes ? Une mauvaise digestion, des intolérances alimentaires, des troubles de la perméabilité intestinale, une candidose digestive. Ces troubles engendrent des carences en micronutriments et la production de molécules inflammatoires qui rendent le sucre encore plus addictif. Au niveau hormonal, certaines étapes de la vie d'une femme (puberté, post-partum, ménopause) peuvent également occasionner des dérèglements et des déficits hormonaux qui peuvent inciter à manger gras. Cela vaut le coup de demander à son médecin un petit bilan sanguin et hormonal pour vérifier que tout va bien de ce côté-là !

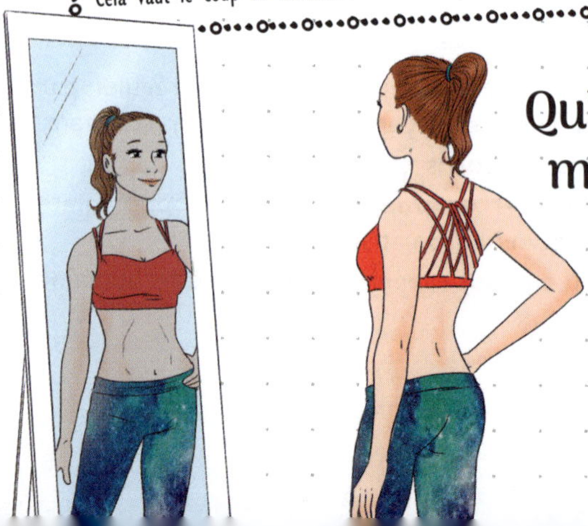

Qu'est-ce qui se cache derrière mon désir de minceur ?

Pour pouvoir vous libérer de vos kilos émotionnels, vous devez vous interroger sur les motivations profondes qui vous incitent à vouloir perdre du poids. Car cette démarche renvoie à votre corps, à votre féminité et surtout à la perception que vous en avez aujourd'hui. Pourquoi souhaitez-vous changer physiquement ? Quelle femme différente projetez-vous de devenir en perdant du poids ?

En quoi perdre du poids va changer ma vie ?

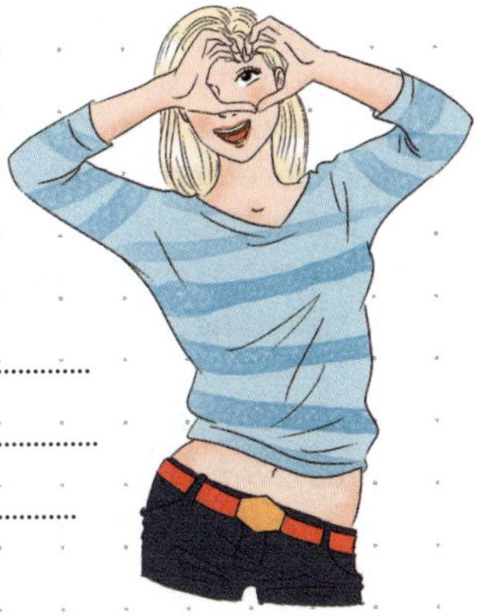

Pour répondre à cette question essentielle, faites un petit exercice de journaling. Prenez votre journal et complétez cette phrase :

Quand j'aurai perdu du poids, je pourrai enfin…

....

....

....

....

Vous retrouvez-vous dans les réponses suivantes les plus courantes ?

Quand j'aurai perdu du poids, je pourrai enfin…

- ☐ m'habiller comme je veux
- ☐ me sentir féminine
- ☐ me sentir bien dans mon corps, m'aimer
- ☐ être en bonne santé
- ☐ marcher, courir, faire du sport
- ☐ séduire, trouver l'amour
- ☐ me trouver belle
- ☐ changer de job
- ☐ être admirée et respectée par mon entourage
- ☐ être moi-même, montrer celle que je suis vraiment
- ☐ avoir confiance en moi

Qu'est-ce que la minceur représente pour moi ?

Un idéal de beauté ?

Vous êtes convaincue que la femme parfaite est mince. Et on ne peut pas vous en vouloir puisque ces canons de beauté sont matraqués par les médias, les magazines, la mode, le cinéma. Même si la minceur n'est pas un critère universel de beauté, il reste largement prédominant dans le monde, particulièrement dans nos pays développés. Impossible d'y échapper. Le corps parfait doit être svelte, jeune et tonique, la peau lisse et ferme, les muscles saillants. La réalité, c'est que toutes les femmes ne sont pas égales devant la minceur et qu'il existe une multitude de morphotypes différents. Et même pour celles qui ont un poids « normal », l'apparence du corps réel ne correspond jamais à l'image du corps rêvé. Résultat : cette quête perdue d'avance est une source d'insatisfaction et de frustration permanente.

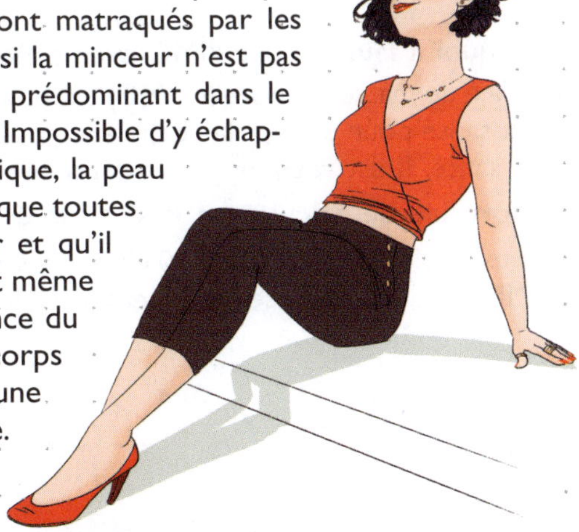

La nostalgie du passé ?

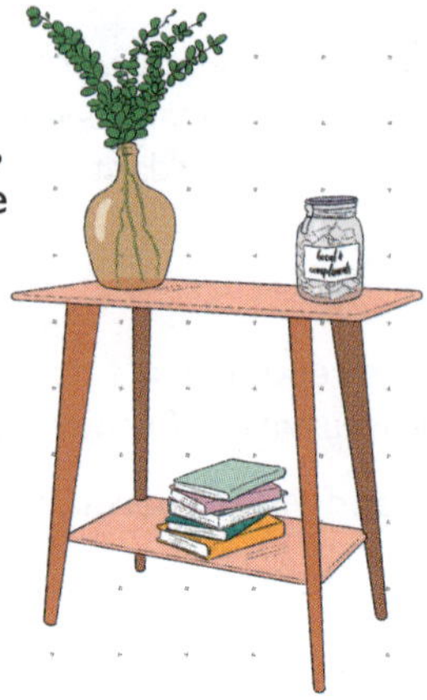

Ce poids dont vous rêvez, l'avez-vous déjà atteint par le passé ? Si oui, quel âge aviez-vous ? 18, 20, 25 ans ? Était-ce une période heureuse de votre vie ? Avoir envie de revenir à un certain poids qu'on a déjà eu par le passé révèle notre envie de nous reconnecter avec ces moments de notre vie d'avant : avant la vie active, avant la vie de couple, avant la vie de famille et ses responsabilités. C'est particulièrement vrai pour les mères de famille. Vouloir retrouver son poids d'avant la grossesse, c'est aussi vouloir retrouver celle qu'on était avant la maternité : peut-être plus libre, plus légère, plus spontanée.

L'envie de satisfaire les attentes des autres ?

Si vous avez été mise au régime depuis l'enfance ou si votre poids a été un enjeu central de la vie de votre famille, vous avez pu intégrer de façon inconsciente la croyance selon laquelle il fallait être mince pour être acceptée et aimée par vos proches. Résultat : votre estime personnelle est au ras des pâquerettes et vous continuez de penser que personne ne pourra vous aimer dans votre corps actuel. Vous voulez changer pour enfin rendre les gens heureux et fiers de vous.

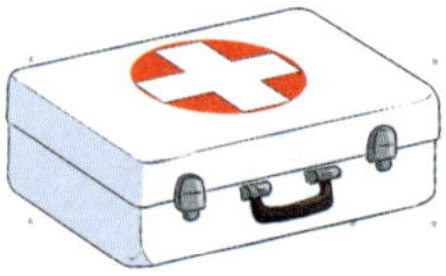

Un impératif de santé ?

Vous voulez mincir pour être en bonne santé, bouger plus facilement, monter les escaliers sans être essoufflée. Vous avez peut-être du cholestérol, du diabète ou de la tension et votre médecin vous encourage à perdre du poids pour améliorer vos résultats. Sur le papier, c'est plein de bon sens et de bonnes intentions ! Pourtant la vraie question à se poser n'est pas : « Que dois-je faire pour maigrir ? », mais plutôt : « Pourquoi ai-je pris ce poids ? ». Que s'est-il passé dans votre vie pour que vous vous laissiez tomber et que vous vous réfugiiez dans les sucreries ? Vos précédentes tentatives de régime n'ont-elles pas contribué à la situation actuelle ? Cette introspection est indispensable pour ne pas reproduire les mêmes erreurs et enfin redonner à votre santé la priorité qu'elle mérite (et qui ne rime pas forcément avec minceur ou Indice de Masse Corporelle).

Pourquoi il faut manier l'IMC avec précaution

L'indice de masse corporelle (IMC) est un indicateur recommandé par l'Organisation mondiale de la santé pour évaluer la corpulence des adultes et fournir des indices sur les risques pour leur santé. Il est reconnu comme relativement fiable et surtout facile à calculer !

La formule de calcul est : IMC = poids (en kilos) / taille^2 (en mètres)

Par exemple, si vous pesez 70 kg et mesurez 1,65 m, votre IMC est égal à $70/1{,}65^2 = 25{,}7$. Un IMC normal doit se situer entre 18,5 à 24,9.

IMC = indice de masse corporelle

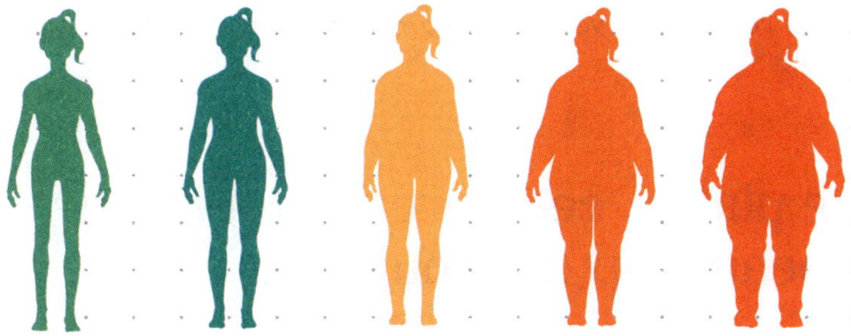

Les limites de l'IMC

L'IMC est basé uniquement sur le poids et la taille. Il ne tient pas compte de critères majeurs comme le sexe et l'âge de la personne. Ainsi, si un homme et une femme ont la même taille et le même poids, ils auront forcément le même IMC.

L'IMC ne prend pas en compte la masse musculaire. Un athlète ou une personne qui s'entraîne régulièrement aura un IMC élevé qui n'a rien d'un risque pour la santé.

L'IMC ne prend pas en compte la répartition des graisses. Or, une personne mince qui a de la graisse abdominale a plus de risques de diabète ou de maladie cardiovasculaire qu'une personne en excès de poids avec des graisses situées sur les hanches.

Conclusion : l'IMC doit rester un simple indicateur et ne doit pas devenir une raison de se rendre malade !

La clé du bonheur ?

Vous pensez peut-être que les gens minces réussissent mieux, ont moins de problèmes et sont plus heureux. Alors, certes, la grossophobie existe et certaines personnes en surpoids ou obèses rencontrent des jugements et des difficultés, pour être embauchées ou pour voyager par exemple. Il n'en reste pas moins que notre aptitude au bonheur est totalement indépendante de notre corpulence. Ne vous fiez pas aux sourires des célébrités sur les tapis rouges et les réseaux sociaux. Chaque être humain fait face à la perte, au doute, au rejet, à la déception, et la minceur ne protège pas contre les émotions qui les accompagnent.

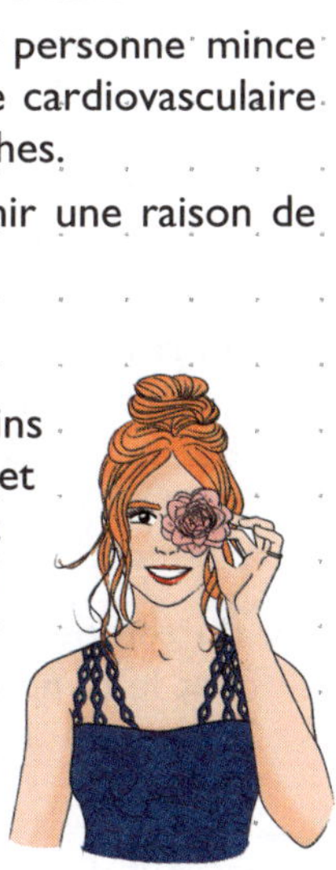

Mes projections sont des illusions

Vous pensez que perdre du poids réglera tous vos problèmes. Vous serez enfin celle que vous rêvez d'être, aimée, admirée, respectée… Le problème c'est que vivre dans cette attente permanente vous empêche de vivre pleinement votre vie et de vous faire plaisir aujourd'hui.

Résultat : vous regardez passer votre vie et vous êtes engluée dans l'immobilisme. Vous n'achetez pas de nouveaux vêtements, vous ne sortez pas de chez vous, vous ne rencontrez personne, vous ne refaites pas votre CV, votre vie devient encore plus morne… et vous mangez encore plus !

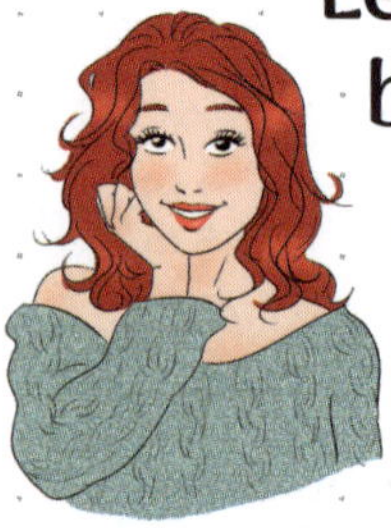

Le plaisir, cet ingrédient minceur beaucoup trop oublié…

Dans leur majorité, les programmes de perte de poids sont voués à l'échec car ils se concentrent uniquement sur la nourriture. Il est temps pour vous de découvrir le SEUL ingrédient indispensable, à ajouter sans modération dans votre vie, si vous souhaitez retrouver votre poids de forme sans effort : le fun, le plaisir !

Suis-je carencée en plaisir ?

Dans votre quotidien à 100 à l'heure, vous sentez bien monter le stress et la charge mentale. Mais vous ne voyez pas forcément s'effondrer votre niveau de plaisir. Or cette absence de plaisir a un impact sur votre humeur, vos émotions, votre joie de vivre et votre façon de manger.

Évaluez votre niveau de plaisir actuel grâce aux affirmations suivantes…

Qu'il s'agisse d'un rayon de soleil ou du sourire d'un enfant, je sais me réjouir des petits bonheurs du quotidien.
○ Tout le temps
□ Ça dépend des jours
△ Rarement

J'ai du temps pour moi.
○ Tout le temps
□ Ça dépend des jours
△ Rarement

Je sais me détendre dans un bain ou sous une longue douche chaude.
○ Tout le temps
□ Ça dépend des jours
△ Rarement

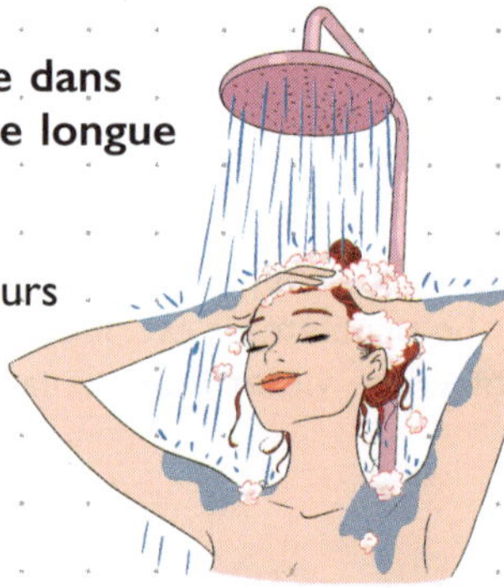

Je me fais des petits cadeaux.
○ Tout le temps
□ Ça dépend des jours
△ Rarement

Musique, sport, art, culture, travaux manuels : j'ai une ou plusieurs passions.
○ Plusieurs
□ Une seule
△ Aucune

J'ai une vie sociale riche et épanouissante.
○ Tout à fait
□ Plutôt
△ Pas vraiment

J'aime mon travail.
○ Tout à fait
□ Plutôt
△ Pas vraiment

Ma vie de famille est simple et m'apporte de l'énergie.

○ Tout le temps
□ Ça dépend des jours
△ Rarement

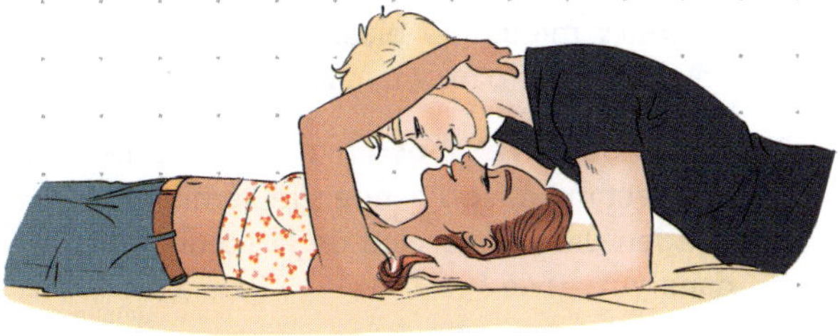

Dans mon couple, la complicité et la passion sont toujours au rendez-vous.

○ Tout le temps
□ Ça dépend des jours
△ Rarement

Faire l'amour est une source de plaisir importante dans ma vie.

○ Tout le temps
□ Ça dépend des jours
△ Rarement

FAITES LES COMPTES !

○	□	△

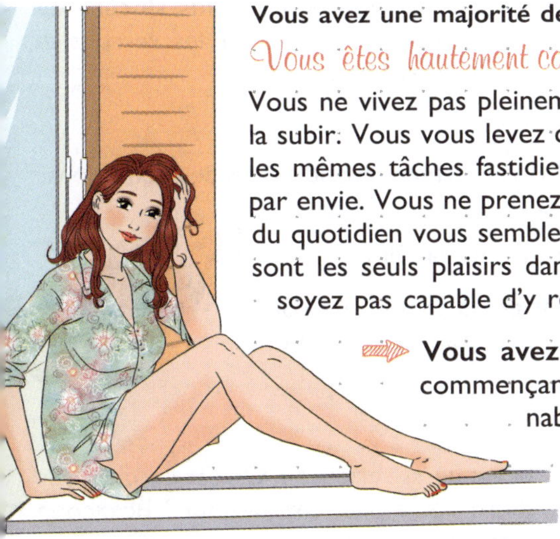

Vous avez une majorité de △ : *Attention, zone rouge !*

Vous êtes hautement carencée en plaisir.

Vous ne vivez pas pleinement votre vie, vous avez plutôt l'impression de la subir. Vous vous levez chaque matin et reproduisez la même routine et les mêmes tâches fastidieuses : vous faites les choses par devoir et non par envie. Vous ne prenez plus de plaisir à rien et même les petites lueurs du quotidien vous semblent ternes et insipides. Si le chocolat et les chips sont les seuls plaisirs dans votre vie, il n'est pas étonnant que vous ne soyez pas capable d'y résister !

➡ **Vous avez besoin de réenchanter votre quotidien** en commençant par des idées simples et facilement actionnables, comme dans le programme plaisir 7 jours (voir p. 65), pour relancer progressivement la machine. Vous allez retrouver plaisir et joie de vivre, un pas après l'autre !

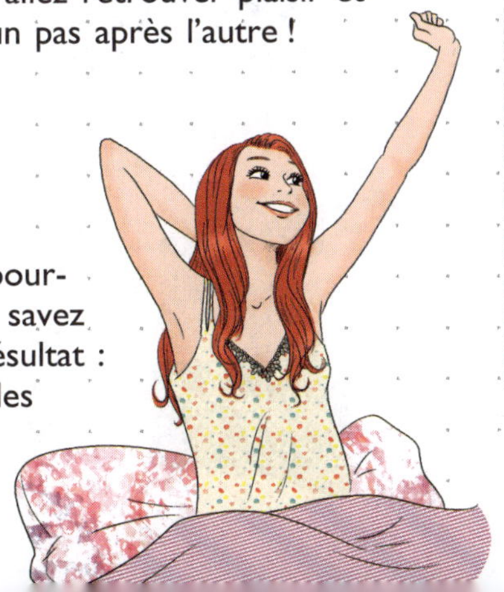

Vous avez une majorité de □ : *Alerte orange !*

Votre niveau de plaisir est fragile.

Vous savez que dans la vie tout n'est pas blanc ou noir. Et pourtant vous basculez facilement d'un extrême à l'autre. Vous savez prendre du plaisir, mais de façon irrégulière et éphémère. Résultat : une alternance entre des jours où vous êtes satisfaite et des jours où vous trouvez votre vie pas très fun. Vous n'avez pas de raison de vous plaindre, mais pas toujours de raison de vous réjouir non plus. Vous pensez que vous devez faire toujours mieux ou plus. Vous mangez comme vous vous sentez, et quand vous allez mal, vous mangez trop et mal.

➾ **Vous avez besoin d'inscrire le plaisir comme une priorité quotidienne** en vous connectant à votre énergie féminine sacrée (voir p. 67). Vous trouverez aussi un grand soutien dans l'exercice de la sœur jumelle (voir p. 71). Rassurez-vous, la joie va vite revenir dans votre vie !

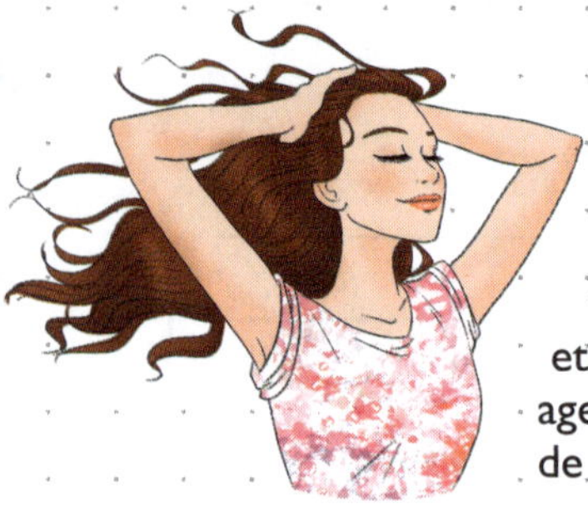

Vous avez une majorité de ○ : *Vous êtes dans le contrôle permanent.*

Vous vous efforcez de garder la pêche et le sourire en toutes circonstances car vous considérez que vous avez « tout pour être heureuse » et aucune raison de vous plaindre. Le plaisir, vous le bookez dans votre agenda au même titre que vos autres tâches. Mais à la longue, ce besoin de contrôle vous prive de vrais moments de fun, simples et spontanés !

➾ **Vous avez besoin de retrouver votre spontanéité et une écoute plus sincère de vos envies profondes.** Les pages qui suivent vont vous aider à faire sauter les verrous et à vous abandonner sans crainte à l'expérience du pur plaisir. Osez !

La nourriture est-elle le seul plaisir de ma vie ?

Reprenez maintenant votre carnet et répondez le plus sincèrement possible à ces deux questions :

1. Quels sont les plaisirs de ma vie en ce moment ?
2. Quelle place occupe la nourriture dans cette liste de plaisirs ?

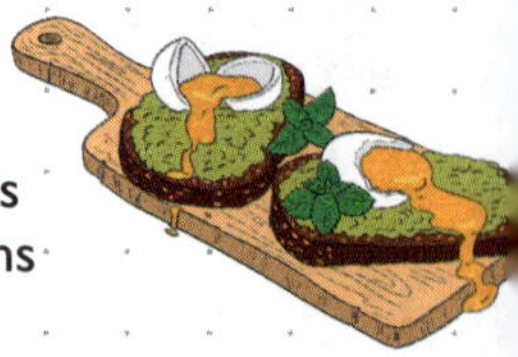

➾ **Si la nourriture est dans votre top 3**, il est grand temps que vous réappreniez à prendre du plaisir autrement qu'en mangeant. Les solutions sont à votre portée !

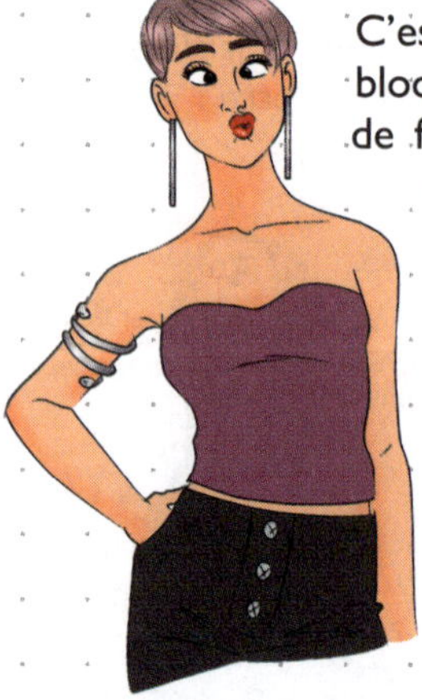

Pourquoi je ne m'amuse plus ?

C'est vrai, pourquoi êtes-vous devenue si sérieuse ? Qu'est-ce qui vous bloque et vous empêche de prendre votre pied chaque jour ? Beaucoup de femmes pensent qu'elles se sont déjà « bien assez amusées ». C'est vrai après tout, toutes ces soirées à regarder des séries en buvant du vin et en mangeant de la glace, ces repas copieux au resto et ces soirées arrosées sont la preuve que vous vous êtes déjà bien assez « fait plaisir » et le prix s'affiche aujourd'hui sur la balance ! Alors votre état d'esprit c'est plutôt de « reprendre les choses en main sérieusement » et de vous concentrer sur la perte de poids. Grave erreur. Le fun et le plaisir sont les ingrédients clés de votre équilibre mental et physique et de votre silhouette, quels que soient votre âge et vos responsabilités !

Le plaisir, ce grand tabou !

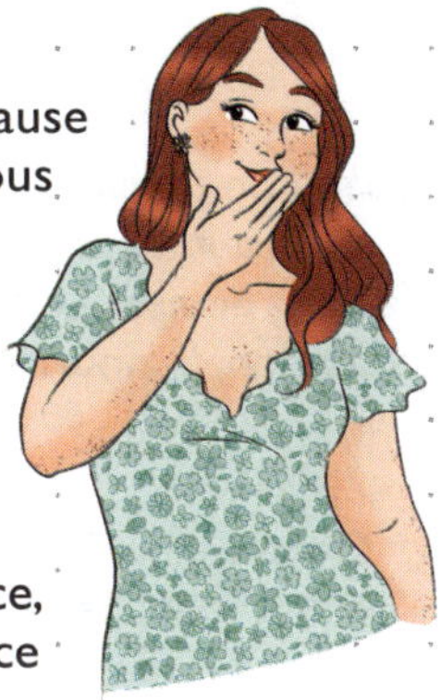

Si le plaisir est devenu tabou, surtout chez les femmes, c'est à cause de 5 croyances bien ancrées dans notre société moderne… Vous y reconnaissez-vous ?

Croyance n° 1 : le fun, ce n'est pas productif

S'amuser quand on est enfant, c'est normal et accepté. Mais à l'âge adulte, on a mieux à faire ! On pourrait être au travail, répondre à des emails, gagner de l'argent, bref faire des choses sérieuses et importantes. À l'heure du miracle morning et des start-ups à forte croissance, prendre du temps pour s'amuser (ou ne rien faire !) devient une source de honte et de culpabilité.

Croyance n° 2 : prendre du temps pour s'amuser, c'est égoïste

S'occuper de son plaisir, c'est prendre du temps aux autres : à sa famille, ses proches, son partenaire. Ce serait un geste égoïste et irresponsable.

Croyance n° 3 : le fun, ça coûte de l'argent

On pense qu'on n'a pas les moyens de faire ce qu'on rêverait de faire et qu'on doit plutôt consacrer notre argent à des choses « utiles et sérieuses » pour la vie quotidienne du foyer ou pour son business.

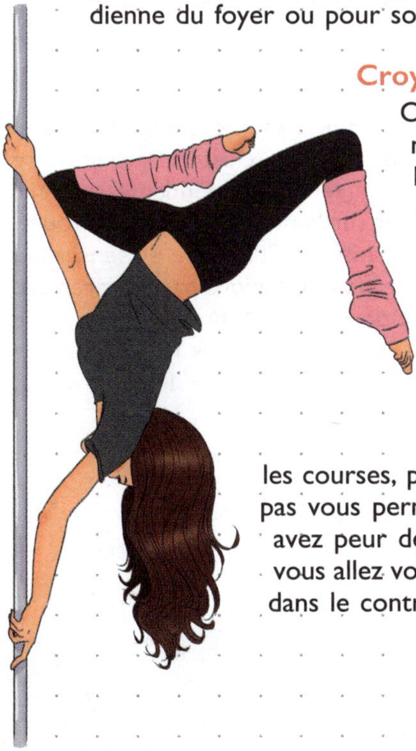

Croyance n° 4 : on va me juger

On a peur de ce que les autres (notre entourage, nos collègues, nos parents…) vont penser de nous si on leur dit qu'on a besoin de temps pour prendre des cours de chant ou de pole dance.

Croyance n° 5 : c'est le risque de perdre encore plus le contrôle

Vous avez peut-être déjà l'impression de jongler et d'être dans le rush. Vous devez rester focus pour gérer votre to do-list à rallonge : travailler, scroller sur les réseaux sociaux, lire des emails, faire la cuisine, les courses, payer les factures, gérer l'administratif… Vous ne pouvez pas vous permettre de perdre le rythme. Si vous vous amusez, vous avez peur de « tout planter » : vous ne voudrez plus jamais bosser, vous allez vous transformer en « grosse feignasse ». Alors, vous restez dans le contrôle, pour tenir le cap que vous vous êtes fixé.

Quand on n'a pas ou plus de plaisir dans notre vie...

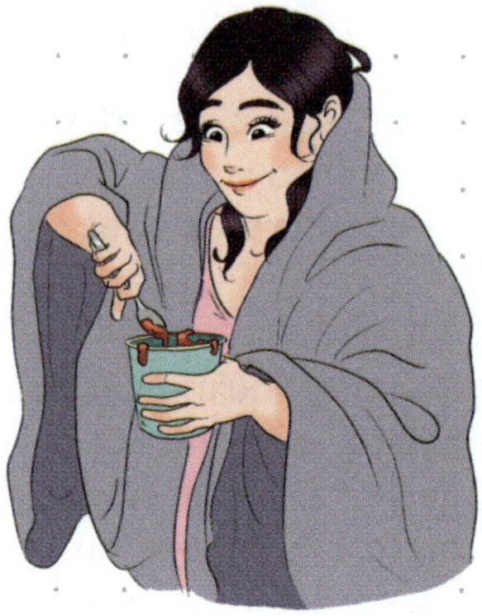

Quand on privilégie systématiquement la productivité et la satisfaction des autres par rapport à son propre plaisir, notre flamme intérieure s'épuise. Dans un monde sans plaisir, sans créativité, sans excitation, la nourriture devient objet de désir et de soulagement.

Résultat ?

- On cherche l'accès le moins cher, le plus rapide, le plus accessible : rien de mieux dans ces moments-là que l'excitation et le contentement immédiat qu'on peut trouver dans un verre de vin, un paquet de chips ou une tablette de chocolat.
- Le sucre et les chips nous divertissent un court instant sans jamais satisfaire nos besoins profonds.
- Quand un biscuit ne produit pas le plaisir escompté, on se dit que peut-être le deuxième, le troisième ou le quatrième y parviendra… mais on n'est jamais satisfaite car les biscuits ne sont pas ce dont on a besoin.
- Non seulement l'acte de manger ne nous apporte pas le plaisir ni le fun dont nous avons vraiment besoin, mais en plus, l'excès de nourriture, de sucres et de mauvais gras perturbe notre organisme qui peine à digérer, créant un inconfort supplémentaire et du stress.

Le plaisir est vital pour les femmes !

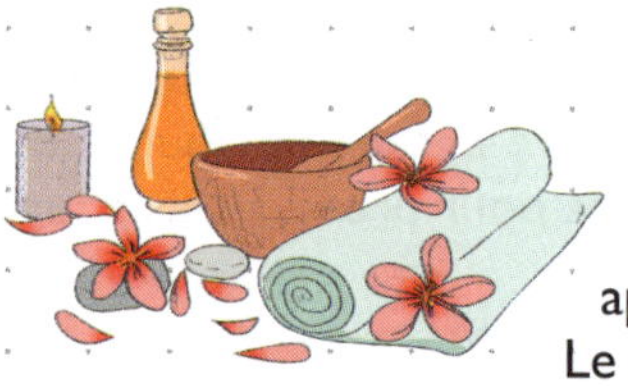

Prendre du plaisir, avoir du fun, c'est se sentir féminine, curieuse, aventurière, joyeuse, créative, c'est se lâcher et se détacher du regard des autres, se sentir indépendante, grandir, apprendre sur soi, sur les autres et sur le monde qui nous entoure. Le plaisir est intimement lié à la féminité. Qu'il s'agisse de sensualité, de sensibilité, de sensorialité, nous les femmes avons particulièrement besoin de nourrir nos sens, de nous entourer de beau et de créativité, bref de jouir de la vie. Le plaisir, c'est aussi et surtout le meilleur ingrédient minceur pour les femmes, parce que plus on met de bonnes choses dans sa vie, moins il y a de place pour les mauvaises, pour les contrariétés et les frustrations.

4 bénéfices physiologiques à mettre du fun dans sa vie

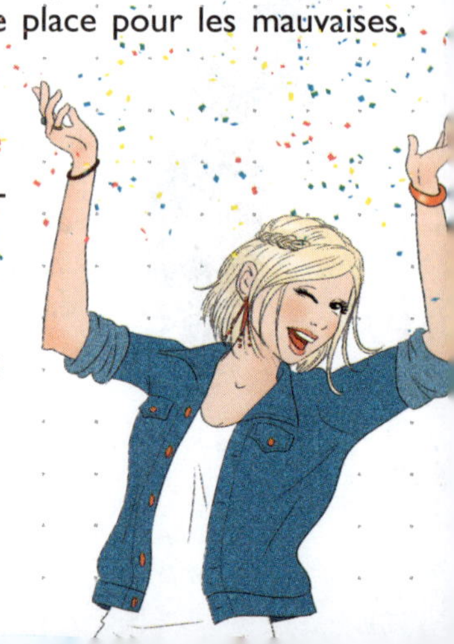

- Ça diminue le taux de cortisol dans le sang, augmente le métabolisme et active la digestion : le corps s'autorise de nouveau à utiliser la masse grasse comme combustible et déstocke ainsi les graisses.
- Ça réduit le stress : plus besoin d'un paquet entier de gâteaux comme antidépresseur.

- Ça augmente la vitalité, l'énergie et la concentration : davantage de focus et de présence au boulot ou avec ses proches.
- Ça réduit les envies de sucre et les grignotages.

Bref, quand on s'éclate chaque jour, on n'a plus le temps ni le besoin de manger pour s'anesthésier.

Mon programme plaisir au quotidien

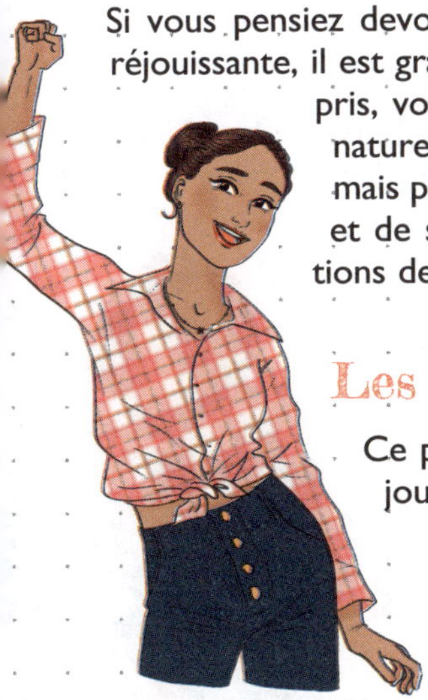

Si vous pensiez devoir perdre vos kilos pour pouvoir mener une vie plus fun et plus réjouissante, il est grand temps de prendre les choses à contre-pied ! Vous l'aurez compris, vous avez d'abord besoin de vous amuser pour pouvoir vous libérer naturellement de vos kilos en trop sans effort et sans y penser. Simple, mais pas forcément facile quand on n'a pas (ou plus) l'habitude de s'amuser et de se faire plaisir. Alors laissez-vous guider et inspirer par les suggestions de notre programme sur 7 jours pour relancer la machine du plaisir !

Les objectifs

Ce programme va vous aider à mettre du plaisir dans votre vie chaque jour, sans attendre d'être au bout du rouleau. Le plaisir doit devenir un réflexe, un geste d'hygiène quotidien au même titre que de se brosser les dents. Pas besoin d'envisager des actions compliquées ou coûteuses : le plaisir, qu'on a tendance à négliger, est souvent à portée de main. Et évidemment, petits ou grands plaisirs, tout compte !

Mon programme plaisir sur 7 jours

Lundi

Je m'offre un bouquet de fleurs colorées pour bien commencer la semaine.

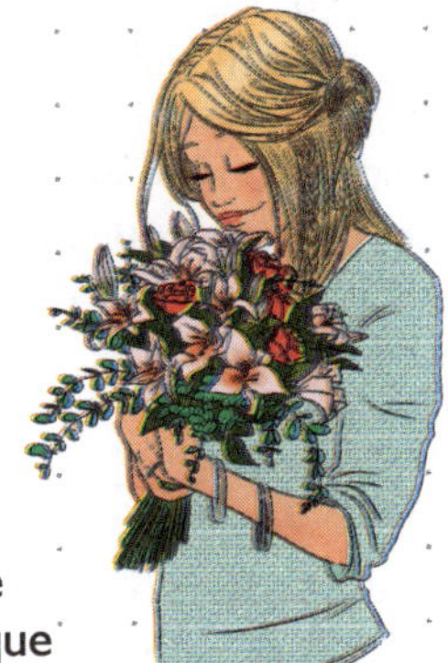

Pourquoi le faire ? Parce que les fleurs c'est beau, c'est vivant, ça sent bon ! Vous entourer de beau et soigner la décoration de votre intérieur va vous faire du bien en nourrissant votre sensorialité. Ce cadeau, c'est aussi un geste d'amour envers vous-même qui vous rappelle que vous n'avez pas besoin d'attendre après les autres pour vous faire plaisir. Et, cerise sur le bouquet, vous apprécierez chaque soir la sensation d'être accueillie chaleureusement chez vous dès que vous franchirez la porte.

Mardi

Je programme une sortie ciné.

Pourquoi le faire ? Parce que la fiction nous divertit et nous permet de nous évader en nous faisant vivre d'autres émotions, celles des personnages. Grâce à eux tout devient possible ! Si vous osez, laissez-vous tenter par un thriller dramatique au suspense haletant qui vous permettra de ressentir des sensations fortes, de vous confronter à vos peurs et de vous sentir vivante. Comme dans les montagnes russes, votre corps va libérer des hormones comme l'endorphine et l'adrénaline afin de dépasser la peur. Et une fois les scènes angoissantes dépassées, la dopamine, hormone de satisfaction très addictive, sera une vraie récompense.

Mercredi

Je déjeune avec mes collègues préférés.

Pourquoi le faire ? Une étude Harvard menée sur plus de 700 individus pendant 75 ans l'a démontré : le lien social est un élément essentiel de notre bonheur. Alors, quand on passe plus de huit heures par jour sur son lieu de travail, on a tout intérêt à cultiver des relations riches et amicales avec nos collègues et ce, même si on n'aime pas ou plus son job !

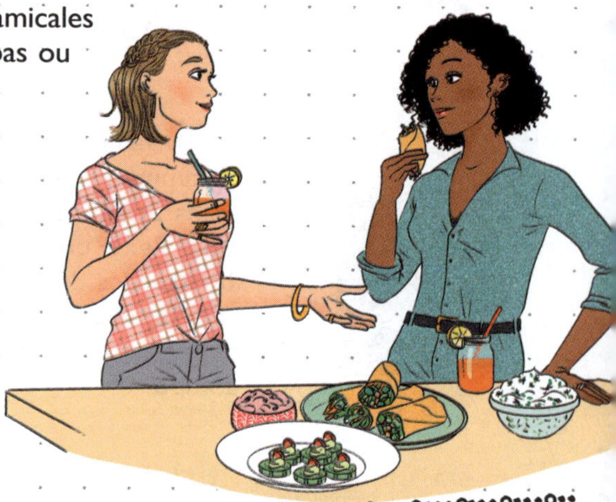

Jeudi

Je retrouve les filles pour un apéro entre copines !

Pourquoi le faire ? Des études scientifiques confirment l'importance de la sororité (cette fraternité au féminin) dans la vie d'une femme. En partageant plus naturellement leurs tracas et leurs sentiments, les femmes s'offrent mutuellement du soutien, du bien-être, de la détente, et l'envie de prendre soin d'elles. Et d'un point de vue physique, ces bons moments entre filles aident à produire plus de sérotonine – ce neurotransmetteur qui aide à combattre la dépression et procure une sensation de bien-être.

Vivement le prochain dîner entre filles !
« La meilleure chose qu'un homme puisse faire pour sa santé, c'est d'être marié à une femme. Et la meilleure chose qu'une femme puisse faire pour sa santé, c'est de voir ses copines ! » C'est ce qu'a déclaré le très respecté Dr David Spiegel du département de psychiatrie de l'Université Stanford lors d'une conférence sur le lien entre santé émotionnelle et santé physique.

Vendredi

Je quitte plus tôt le boulot.

Pourquoi le faire ? Tout donner au boulot c'est bien, recharger ses batteries est tout aussi important. C'est l'occasion de vous récompenser pour tous les efforts de la semaine. Alors, qu'allez-vous choisir de faire : voir une expo, faire du shopping, vous balader dans la nature ou simplement vous lover dans le canapé avec votre magazine préféré et une tisane fumante ?

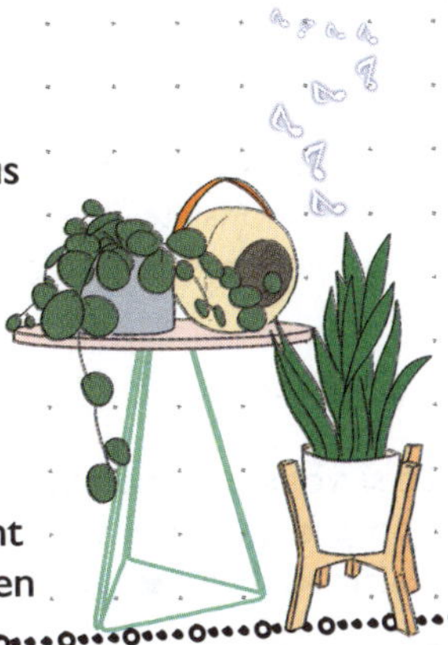

Samedi

Je fais le ménage en musique.

Pourquoi le faire ? Qui a dit que tâche ménagère devait forcément rimer avec corvée ? En dégainant votre playlist qui donne la patate en même temps que votre aspirateur, vous avez le pouvoir de cultiver le plaisir et la vie en vous et autour de vous, même dans les obligations quotidiennes. Puis passez à une playlist zen pour accompagner le bain relaxant que vous allez vous offrir en fin de journée… juste récompense !

Le pouvoir de la musique sur le cerveau
En libérant de la dopamine dans le cerveau, la musique influence la perception de l'effort, fait oublier la fatigue, booste le bien-être et les émotions positives, améliore le sommeil et la relaxation et aide à la créativité. À vos playlists !

Dimanche

Je flâne au marché.

Pourquoi je le fais ? Pour nourrir mes sens de parfums, de couleurs et de sourires. Je fais le plein des bonnes ondes du quartier et j'en profite pour acheter tous les aliments frais et de saison qui me font envie pour la semaine.

Je n'attends plus de mincir pour me mettre en valeur

Attendre de mincir pour que votre vie commence, c'est priver le monde de votre beauté et de votre lumière. Et surtout c'est vous tromper de cible. Car ce dont vous avez besoin c'est au contraire de vous accorder des gestes d'amour et d'attention.

Je me reconnecte à mon féminin sacré

Le féminin sacré, c'est une force et une puissance que chaque femme porte en elle. C'est une énergie intérieure qui invite à écouter et à respecter son corps, à vivre au rythme de son cycle et des saisons, à oser être soi. Mais, confrontées en permanence aux injonctions et aux diktats des médias et des réseaux sociaux dans notre société moderne et ultra-connectée, nous perdons de notre magie. Se reconnecter à son féminin sacré, c'est retrouver sa liberté. C'est créer sa vie en s'écoutant, en se respectant. Il s'agit d'apprendre à s'aimer, à ne plus dépendre du regard des autres pour exister.
Peu importe que certaines femmes se voient attribuer des prix de beauté et que d'autres n'en recevront jamais. Toutes les femmes sont belles !

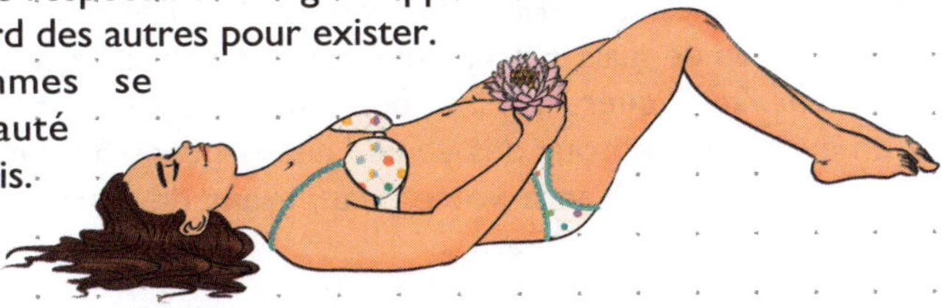

Votre corps et votre visage sont une fenêtre sur votre beauté et sur votre âme. Votre mission consiste juste à ouvrir les volets. Comment ? En prenant impeccablement soin de vous, non pas pour combler une infériorité, mais pour redécouvrir votre propre magie.

Je mets en place un rituel beauté plaisir

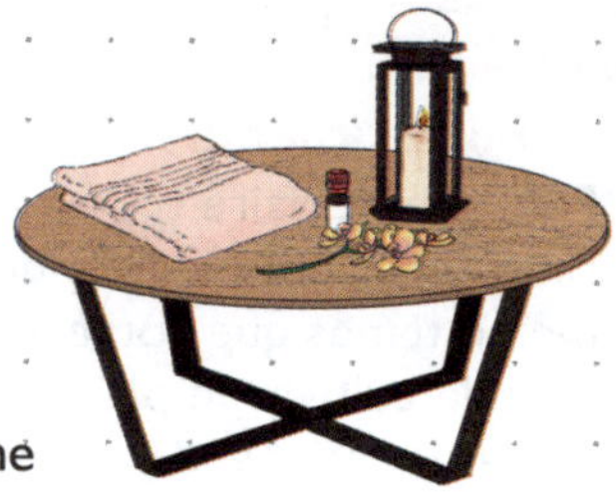

Et si vous commenciez à vous masser le corps avec de la crème, non pas pour ses vertus anti-capitons, mais simplement pour le plaisir, la volupté et l'envie de vous faire du bien ?

Comment je fais ?

Offrez chaque jour un geste rituel d'amour à votre corps, même si vous n'êtes pas encore à l'aise avec lui. Prenez un bain moussant entouré de bougies, faites un gommage, massez-vous avec une huile au parfum envoûtant, parfumez-vous, même si vous passez la soirée à la maison devant la télé.
L'objectif : réapprivoiser votre corps, avec ses courbes, ses rondeurs et ses imperfections, et vous reconnecter avec la magie de tout ce qu'il accomplit chaque jour sans même que vous ne le lui demandiez.

2 idées gommages gourmands 100 % faits-maison

Vous aimez les produits naturels ? Découvrez comment les ingrédients de votre cuisine peuvent servir à concocter de délicieux soins.

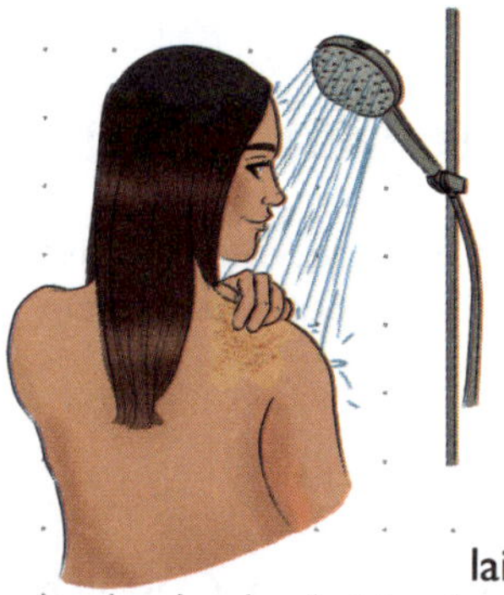

Gommage salé pour le corps
S'il est déconseillé aux peaux sensibles, il saura satisfaire toutes les autres.
La recette : mélangez dans un récipient 4 cuillères à soupe de sel fin et 2 cuillères à café d'huile d'olive. Ajoutez une goutte d'huile essentielle d'ylang-ylang (*Cananga odorata*), de rose (*Rosa damascena*) ou de lavande (*Lavandula angustifolia*) pour parfumer le mélange.
Comment l'appliquer ? Massez-vous par gestes circulaires sous la douche en insistant sur les zones rugueuses (genoux, coudes), puis laissez poser quelques minutes en vous envoyant du self-love avant de rincer à l'eau tiède. À vous la peau toute douce !

Gommage sucré pour le visage
Ce mélange, qui désincruste la peau tout en apportant hydratation et douceur, devrait convenir à toutes.
La recette : mélangez dans un récipient 1 cuillère à café de poudre d'amande + 1 cuillère à café de fécule de maïs + 1 cuillère à café d'huile d'argan ou d'olive + ½ cuillère à café de miel.
Comment l'appliquer ? Massez doucement le visage en réalisant des mouvements circulaires et en évitant le contour des yeux. Laissez poser 5 minutes, en prenant conscience que cette nourriture fait du bien à votre peau, avant de rincer à l'eau fraîche.

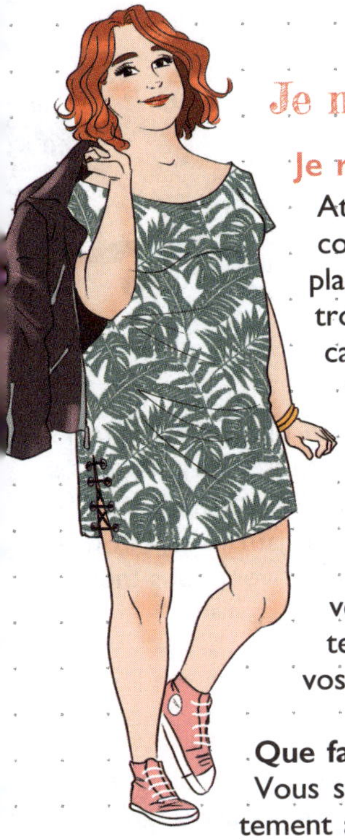

Je mets en valeur mes atouts

Je réveille mon style !

Attendez-vous de perdre du poids pour pouvoir vous habiller enfin comme vous voulez ? Si c'est le cas, il y a de fortes chances que votre placard soit rempli de vêtements qui ne vous vont pas, trop grands ou trop petits le plus souvent, des vêtements sombres et amples pour vous camoufler. Conséquence : quand vous ouvrez votre placard, ces vieux vêtements vous hurlent au visage que vous n'êtes pas assez bien, que vous devez changer, que vous devez vous priver pour rentrer de nouveau dans ce qui vous plaît. Tout ce que vous méritez c'est un legging noir et un pull long et sombre qui cachera vos hanches et vos fesses ! Résultat : dès le matin au réveil vous êtes plombée, avec une encore plus mauvaise image de vous. Du coup, sans surprise, vous irez tôt ou tard vous punir, vous anesthésier ou vous réconforter… en mangeant ! Pourtant ce n'est pas à vous de vous adapter à vos vêtements, c'est à eux de vous mettre en valeur.

Que faire ?

Vous sentir jolie dans une tenue a un impact immédiat sur votre comportement alimentaire.

- ***Triez vos vêtements.*** Si certains vêtements ne sont plus à votre taille, mais que vous souhaitez les garder quand même, mettez-les dans des boîtes avec un petit mot d'amour comme « À bientôt mes chéris » et stockez-les hors de votre vue.
- ***Offrez-vous sans attendre deux ou trois tenues flatteuses*** qui vous plaisent et qui sont à votre taille.
- ***Allez plus loin en osant porter des vêtements de couleurs pétillantes*** pendant une semaine (exit le noir, le gris, le sombre !).

Mes meilleurs amis : les accessoires

Les accessoires permettent de pimper nos tenues, même les plus basiques, en leur donnant du peps et de la personnalité.

Comment les choisir ? Vos accessoires sont comme des projecteurs que vous allumez pour attirer le regard sur telle ou telle zone de votre corps ou de votre visage : de belles boucles d'oreilles ethniques attireront le regard sur votre visage, un collier géométrique sur votre cou, de gros bracelets sur vos poignets, une ceinture sur votre taille, des escarpins colorés sur vos chevilles.

L'astuce : on a parfois tendance à croire que pour paraître plus mince, il faut choisir des accessoires fins. C'est une erreur ! Au contraire, si vous êtes ronde, misez sur les accessoires volumineux qui par effet d'optique vous affineront.

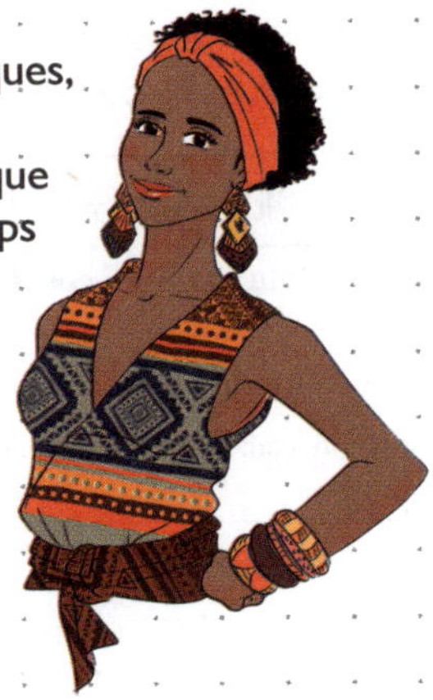

Je soigne ma coiffure pour mettre en valeur mon visage

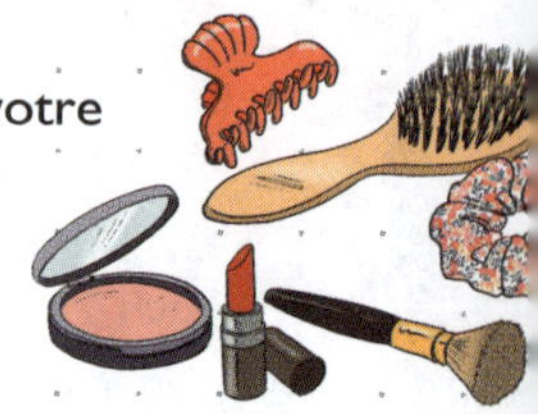

- Offrez-vous un rendez-vous chez un coiffeur visagiste pour soigner votre couleur et votre coupe. Une belle coupe de cheveux a le pouvoir de transformer une femme !
- Au quotidien, misez également sur l'effet d'optique pour votre coiffure : les visages ronds seront affinés par des cheveux lâchés autour du visage plutôt que par une queue de cheval.

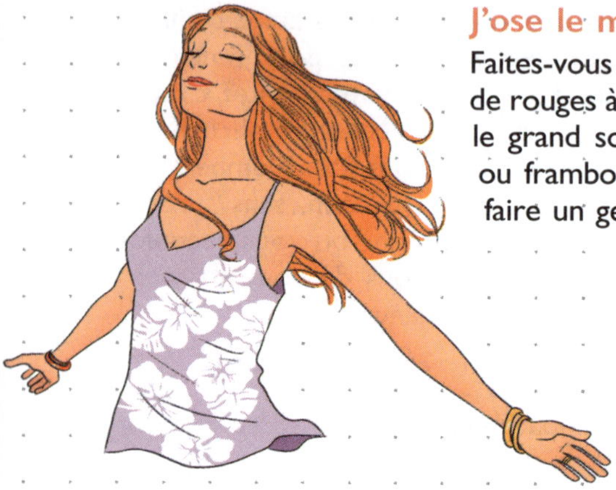

J'ose le make-up !

Faites-vous partie de ces femmes qui ont des tiroirs entiers remplis de rouges à lèvres dont elles ne se servent jamais ? N'attendez plus le grand soir pour dégainer votre rouge à lèvres rouge passion ou framboise à croquer ! Vous avez plus que jamais besoin d'en faire un geste quotidien d'amour et de soin envers vous-même.

J'apprivoise mes doutes

Toutes les femmes ont des complexes !

Oui toutes, même les supermodels des magazines. Ce qui mine votre moral et votre confiance en vous, ce ne sont pas tant vos cuisses qui se touchent ou votre peau d'orange, c'est le discours toxique qui tourne en boucle dans votre tête. C'est pourquoi il est vital que vous appreniez à reprogrammer votre vocabulaire intérieur et les comportements associés.

2 outils puissants pour lever vos blocages

1. Mes power-mantras

Recopiez et affichez au-dessus de votre lit ou de votre miroir de salle de bain le tableau suivant pour remplacer les vieux schémas mentaux négatifs et plombants par des power-mantras, des affirmations positives et encourageantes qui ont le pouvoir de changer votre humeur et la couleur de votre journée.

MES CROYANCES TOXIQUES	MES POWER-MANTRAS
Je n'aime pas mon corps.	J'apprends à aimer mon corps et à le remercier pour tout ce qu'il fait pour moi jour après jour.
Je suis trop vieille.	Je ne serai jamais aussi jeune qu'aujourd'hui, alors autant en profiter !
Je ne plairai jamais à personne.	Je ne plairai pas forcément à certaines personnes, mais sûrement à d'autres !
Je suis grosse.	Mon corps actuel se transforme en fonction de mes changements intérieurs. Je suis prête à devenir celle que je décide d'être à partir d'aujourd'hui.
Je suis moche.	Toutes les femmes sont belles, et mon job c'est de laisser apparaître ma beauté, qui est unique !

2. L'exercice de la sœur jumelle

- Imaginez que vous avez une sœur jumelle : elle est comme vous, elle vous ressemble, mais en plus sereine, plus confiante. Elle sait s'écouter et fait naturellement les bons choix pour sa santé. Elle rayonne sans effort ! Laissez-vous inspirer par cette femme, qui n'est finalement qu'une facette de vous que vous n'avez pas encore exprimée.
- Commencez par lui choisir un prénom que vous aimez (et que vous aimeriez porter vous-même).
- À partir de maintenant, glissez-vous dans la peau de votre sœur jumelle pour faire vos choix au quotidien : que ce soit pour choisir votre déjeuner ce midi ou un parfum de gel douche au supermarché, laissez-vous guider par son intuition.

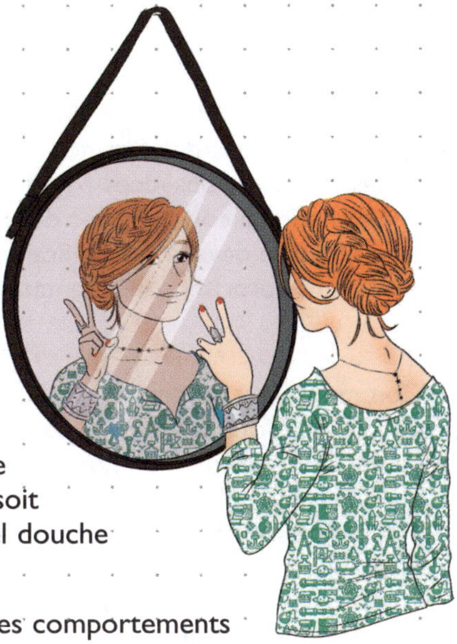

Le bénéfice : une façon ludique d'adopter dès aujourd'hui les comportements de celle que vous souhaitez devenir et qui est déjà en vous.

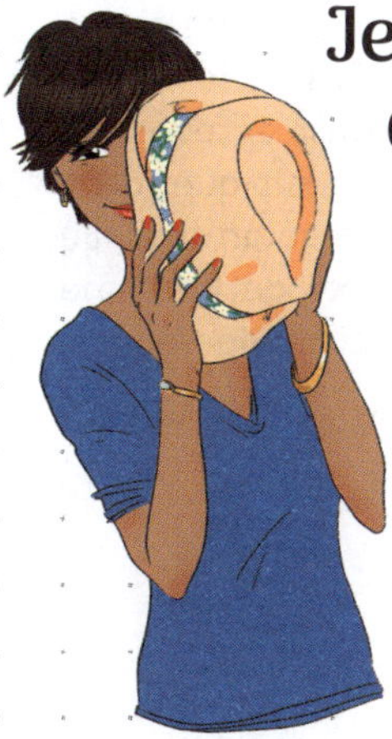

Je me réconcilie avec mon pouvoir de séduction

Quand les kilos émotionnels sont une protection

Avez-vous déjà envisagé que peut-être une partie de vous ne veut pas perdre du poids ? Et si ce poids en trop était la meilleure façon de vous sentir en sécurité ?

Si vous avez vécu de la violence physique ou verbale, des abus sexuels, du harcèlement, des jugements ou si vous vous êtes sentie en danger, il se peut qu'aujourd'hui vos kilos soient devenus une carapace pour vous protéger des regards, notamment ceux des hommes.

En tant que femme, une partie de nous veut perdre du poids pour se sentir belle et attirer un partenaire (homme ou femme) : cela fait monter l'adrénaline quand quelqu'un s'intéresse à nous ! Mais paradoxalement, attirer l'attention peut être carrément effrayant pour certaines. Conséquence : à cause de ce conflit intérieur inconscient, toute tentative de perte de poids est vouée à l'échec.

Avez-vous peur de la séduction ?

C'est un sujet particulièrement sensible et souvent central pour se libérer des kilos émotionnels. Voici trois pistes à explorer pour identifier la nature réelle de votre armure et vous en libérer…

Vous avez peur d'être sexy…

Que pensez-vous des femmes minces, sexy et attirantes ? Les jugez-vous superficielles, futiles et obsédées par leur apparence ? Jugez-vous que leur attitude est une invitation à coucher avec des hommes ? Être sexy a parfois mauvaise presse et, au fond, le devenir vous effraie : vous craignez d'être jugée et critiquée vous aussi. Sans surprise, toute tentative de perte de poids sera vaine.

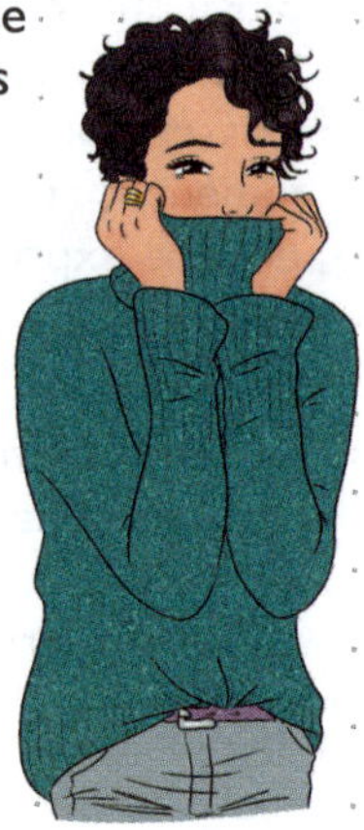

Vous ne voulez pas attirer l'attention…

Comment vous sentez-vous à l'idée d'attirer les regards ? Est-ce que le fait de séduire vous fait envie, ou bien au contraire vous rebute, voire vous effraie ? L'attention d'un homme peut paraître dangereuse quand on se sent « obligée ». L'obligation est vraiment un mot clé. Vous pensez peut-être que si un homme montre de l'intérêt pour vous et vous offre un verre au bar, vous lui êtes redevable. Vous vous sentez peut-être obligée de lui donner votre numéro, de l'embrasser, de le ramener chez vous pour le remercier de « l'honneur qu'il vous a fait ». Pour vous, séduire c'est devenir un objet de désir sans défense.

Vous pensez que le sexe est dangereux…

Cela peut être une expérience d'abus dont vous avez été vous-même victime, quelque chose que vous avez vu ou un traumatisme vécu par une génération antérieure. Qu'on le veuille ou non, on hérite parfois de ces traumatismes familiaux et de ces peurs inconscientes et on peut avoir l'impression de porter ce poids en nous-même. À cela s'ajoute le fait que, dans la conscience collective, il existe une pensée culturelle profondément ancrée selon laquelle la sexualité est synonyme de violence (abus, harcèlement, viols…), et le sexe de l'homme peut être utilisé comme une arme. Dans ces conditions, la séduction devient évidemment un jeu dangereux.

Les 3 commandements pour que sexualité rime de nouveau avec sécurité

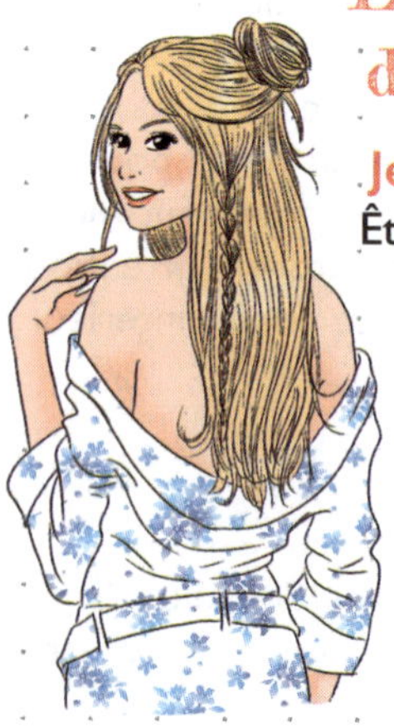

Je me réconcilie avec la sexy attitude

Être sexy, ce n'est pas forcément être provocante et danser sur les tables en mini-jupe. Être sexy, c'est être connectée à sa source de féminin sacré, rayonner une énergie féminine, être authentique. La façon la plus rassurante de révéler cette partie sexy et séduisante chez vous est de l'applaudir et de la saluer chez les autres femmes. Alors, la prochaine fois que vous voyez passer une femme belle, attirante, sexy, confiante dans sa féminité et dans son corps, célébrez sa force et son énergie. En arrêtant de dénigrer ces personnes, cela va vous donner la permission de laisser rayonner cette énergie, bien présente chez vous aussi, mais simplement endormie.

Je définis les règles du jeu

Un homme vous témoigne son intérêt ? Super ! Pour autant vous n'avez pas à lui donner le pouvoir ni à dire oui à toutes ses attentes. Vous devez prendre conscience que vous avez autant le droit qu'un homme d'avoir vos propres envies et vos propres désirs : si vous avez juste envie de flirter sans aller plus loin, c'est votre droit. Si vous voulez faire l'amour avec lui, vous avez le droit aussi. La réalité, c'est que cet homme est hyper chanceux d'être dans votre périmètre et de vous parler, mais vous ne lui *devez* absolument rien.

Je travaille sur mes blessures profondes

Nos traumatismes ont besoin d'être accueillis et verbalisés pour pouvoir enfin être « digérés ». Il est peut-être temps pour vous de libérer votre parole face à vos proches ou à un psychothérapeute. Beaucoup d'abus et de peurs sont fondés sur l'histoire et sur le fait que des générations d'hommes n'ont pas respecté le corps des femmes. Mais vous avez le pouvoir de changer cela. Quand on fait un travail de verbalisation de toutes ses peurs autour de la sexualité en les laissant remonter à la surface, on peut percevoir à quel point elles sont infondées. On peut aussi décider que quelque chose qui nous est arrivé dans le passé n'a pas à nous tirer vers le bas dans notre vie présente. La perception de notre corps évolue et on n'a plus besoin d'armure de protection. On (re)découvre alors que la sexualité peut être belle, légère et incroyablement satisfaisante. Et notre corps devient un merveilleux vaisseau de ressentis dans l'expérience du plaisir.

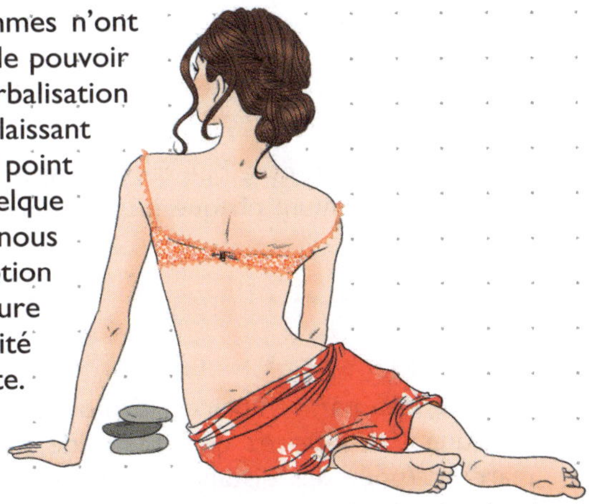

Je redécouvre le plaisir du mouvement physique

On bouge !

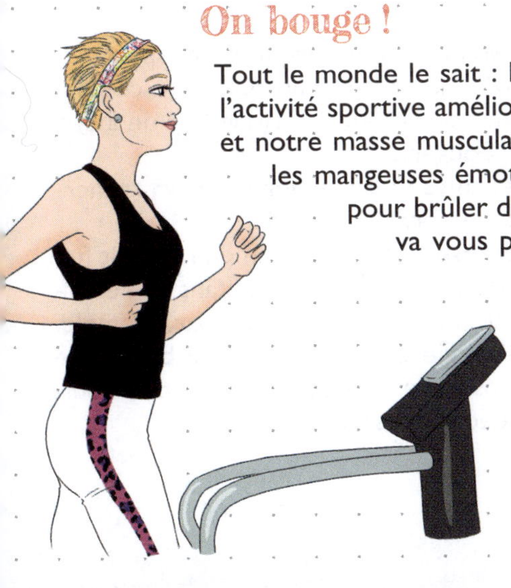

Tout le monde le sait : le sport c'est bon pour la santé ! Au niveau physique, l'activité sportive améliore la résistance de notre cœur, notre densité osseuse et notre masse musculaire. C'est aussi et surtout une arme redoutable pour les mangeuses émotionnelles, non pas, comme vous le croyez sûrement, pour brûler des calories et perdre du poids, mais parce que le sport va vous permettre de :

- diminuer le stress, en éliminant l'excès d'adrénaline, hormone responsable du stress, emmagasinée dans le corps ;
- renforcer votre mental et votre estime de vous grâce à la progression et au dépassement de soi ;

- bénéficier de ses vertus euphorisantes, par la libération de sérotonine (l'hormone qui régule notre appétit et notre humeur) et d'endorphine (la fameuse hormone du bonheur), les mêmes hormones qu'on sécrète en mangeant nos aliments réconfort !

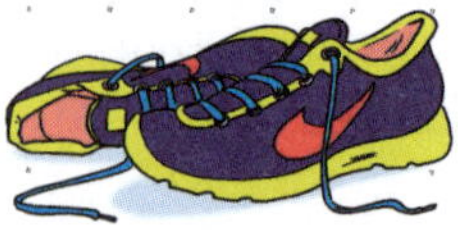

Pas motivée ?

Vous savez que vous devez bouger plus, mais vous restez dans votre canapé ? Culpabiliser ne sert à rien. Il est temps d'identifier la source de votre sédentarité...

Vous n'avez pas trouvé la bonne activité ?

Comme vous l'avez compris, le maître-mot est le plaisir ! Vous avez besoin de décoder votre profil sportif et les activités qui vous mettront en joie.

Vous avez peut-être des croyances sur le mouvement qui sont fausses...

Vous pensez peut-être que faire du sport c'est aller à la salle, s'entraîner une heure minimum chaque jour, souffrir et transpirer. C'est archifaux !

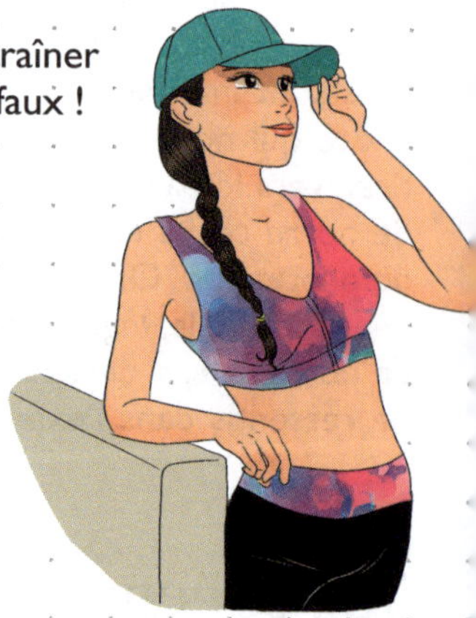

L'approche feel-good (testée pour vous)

Je change de vocabulaire

Commencez par remplacer le mot « sport » par « mouvement physique » et intégrez qu'à partir de maintenant tout compte : marcher (pour des distances courtes ou longues à la place d'un déplacement en voiture), prendre l'escalier plutôt que l'escalator, porter les sacs de courses ou promener le chien... On vous le répète, tout effort physique au quotidien compte !

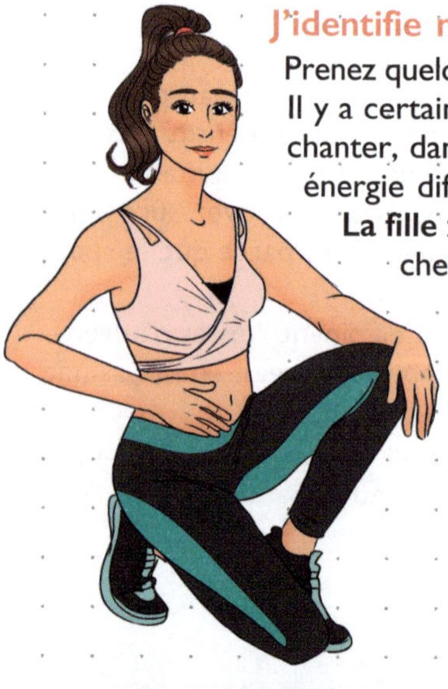

J'identifie mon profil sportif

Prenez quelques instants pour vous interroger sur vos expériences sportives. Il y a certainement des choses que vous aimez faire naturellement comme chanter, danser, marcher en forêt, skier ou jardiner. Chaque femme a une énergie différente quand il s'agit de bouger...

La fille zen, à la recherche de sérénité et de lâcher-prise, va rechercher une activité bonne pour le corps et l'esprit.

L'hédoniste veut bien transpirer à condition que ce soit fun et qu'elle se sente vivante et vibrante, en profitant de l'énergie d'un groupe ou d'une musique entraînante par exemple.

L'hyperactive a de l'énergie à revendre. Elle a besoin de vivre des sensations intenses, de se dépasser, voire de s'épuiser physiquement pour décompresser.

J'identifie les activités qui pourraient me plaire

LA FILLE ZEN	L'HÉDONISTE	L'HYPERACTIVE
☐ Jardinage	☐ Aquagym	☐ Arts martiaux : judo, karaté…
☐ Marche	☐ Badminton	☐ Basket-ball
☐ Randonnée	☐ Bowling	☐ Biking
☐ Qi gong	☐ Arts du cirque	☐ Corde à sauter
☐ Stretching	☐ Danse classique	☐ Kick-boxing
☐ Yoga	☐ Danse africaine	☐ Escalade
☐ Gym douce	☐ Danse de salon	☐ Fitness, step
☐ Golf	☐ Danse hip-hop	☐ Jogging
☐ Paddle	☐ Équitation	☐ Musculation
☐ Ping-Pong	☐ Gym suédoise	☐ Volley-ball
☐ Pilates	☐ Natation	☐ Ski
☐ Taï chi	☐ Patinage	☐ Squash, tennis
☐ Tir à l'arc	☐ Zumba	☐ Trampoline

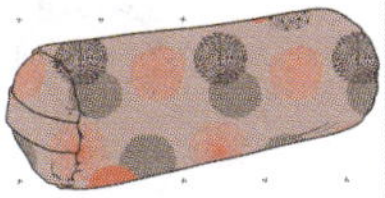

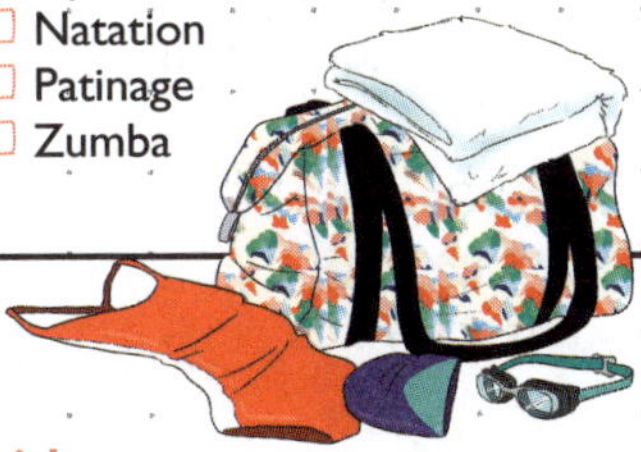

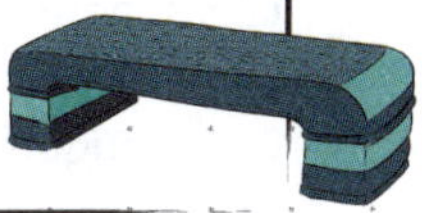

Je bouge pour le plaisir, sans objectif de perte de poids

Pour bouger régulièrement, oubliez la notion de motivation. C'est d'un changement de perspective dont vous avez besoin. Arrêtez de vouloir faire du sport pour maigrir, compenser un écart, brûler des graisses ou des calories. Commencez par bouger avec l'intention de vous sentir vivante, vibrante, libre, joyeuse et de vous reconnecter enfin positivement à votre corps et à vos sensations.

6 clés pour tenir sa pratique sportive sur la durée

1. Un lieu facile d'accès.
2. Un environnement qui vous plaît : décoration, ambiance, musique, profs, vous devez vous y sentir bien.
3. Des horaires qui vous conviennent.
4. Un équipement de hit-girl ! Rien de tel qu'une tenue qui vous met en valeur, un super sac de sport et des baskets aux couleurs flashy pour booster votre confiance en vous.
5. Un suivi de votre propre progression avec une récompense à la clé : un nouveau legging au bout de six séances de Zumba ou de nouvelles baskets après cinq séances de course à pied.
6. Une copine, pour un effet d'émulation et pourquoi pas un verre pour refaire le monde après la séance !

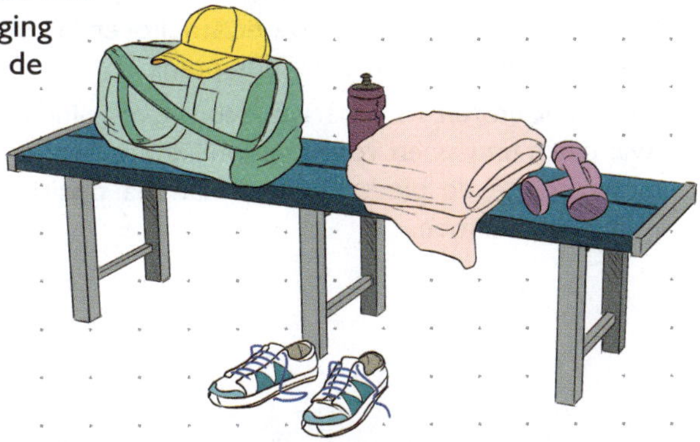

Ma séance de renfo facile à la maison sans matériel

Vous souhaitez remettre du mouvement physique dans votre quotidien, mais vous avez peu de temps et vous ne savez pas comment vous y prendre ? Découvrez cette séance de renforcement musculaire sans impact, efficace et facile à réaliser en 20 minutes, même sans matériel !

Lancez une playlist qui vous donne la pêche.

L'utilisation de poids est optionnelle pour intensifier les exercices. Si vous n'avez pas de petits haltères, deux bouteilles d'eau feront l'affaire !

J'échauffe mes articulations : une étape indispensable pour éviter les blessures.

Comment on fait ? Réalisez des mouvements circulaires pour échauffer successivement chaque articulation importante de votre corps :

- La nuque
- Les épaules
- Les poignets
- Le bassin
- Le dos
- Les genoux
- Les chevilles

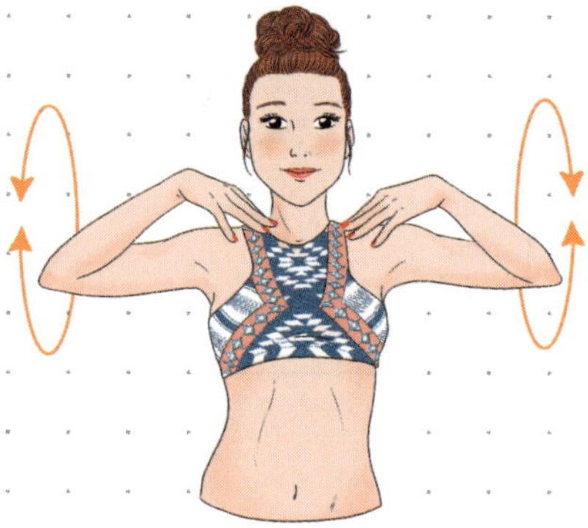

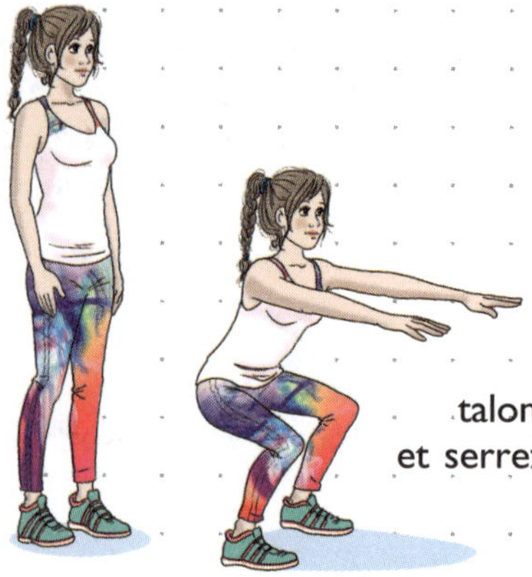

Mes exercices combo gagnants : cardio + renfo

1. Squats

Le bénéfice : un excellent mouvement polyarticulaire qui renforce les muscles des cuisses et des fessiers.

Comment on fait ? Descendez le poids du corps sur les talons sans les décoller du sol. Projetez les fessiers vers l'arrière et serrez votre sangle abdominale.

2. Fentes avant

Le bénéfice : en plus de raffermir les fesses, les fentes vont faire travailler tous les muscles de la jambe et améliorer la stabilité. Petit extra si vous les faites en marchant ou avec des poids.

Comment on fait ? Démarrez debout, les pieds écartés de la largeur du bassin. Avancez d'un pas en vous agenouillant. Le genou devant ne doit pas dépasser la pointe de pied. Revenez dans la position initiale et recommencez avec l'autre jambe.

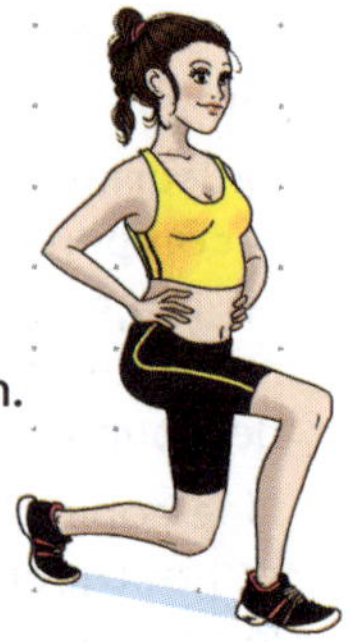

3. Mountain climbers

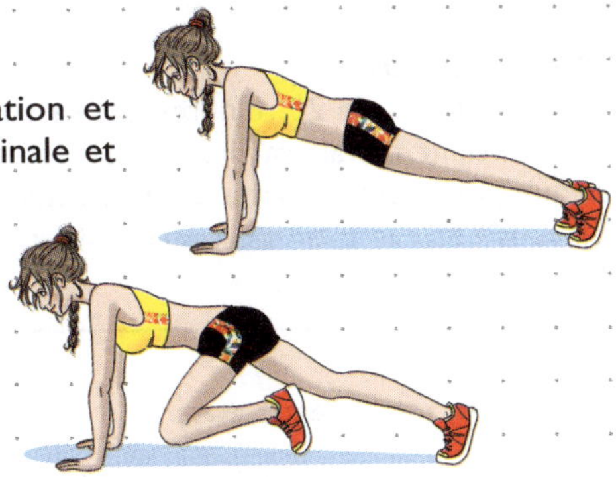

Le bénéfice : ce mouvement cardio allie coordination et renforcement musculaire sur toute la sangle abdominale et dorsale.

Comment on fait ? Face au sol, en appui sur les mains et les pointes de pieds, ramenez les genoux vers la poitrine en alternance de manière dynamique. Un seul pied doit toucher le sol à la fois. Gardez le dos droit et la sangle abdominale bien contractée (le ventre rentré).

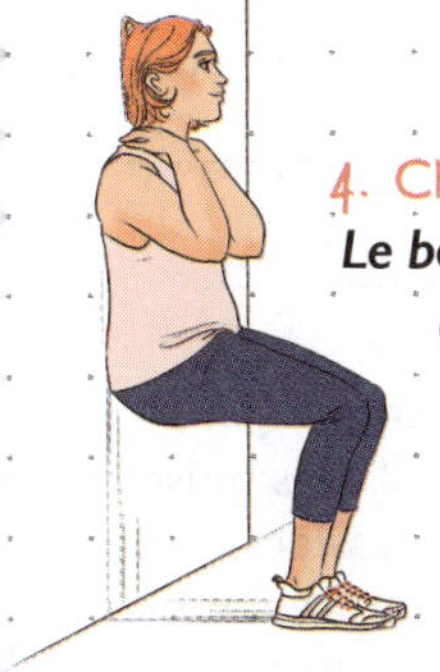

4. Chaise dos au mur

Le bénéfice : du renforcement musculaire pur et dur pour booster votre résistance.

Comment on fait ? Le dos collé à un mur, asseyez-vous sur une chaise imaginaire et rentrez le ventre. Placez vos mains sur vos épaules pour ne pas tricher !

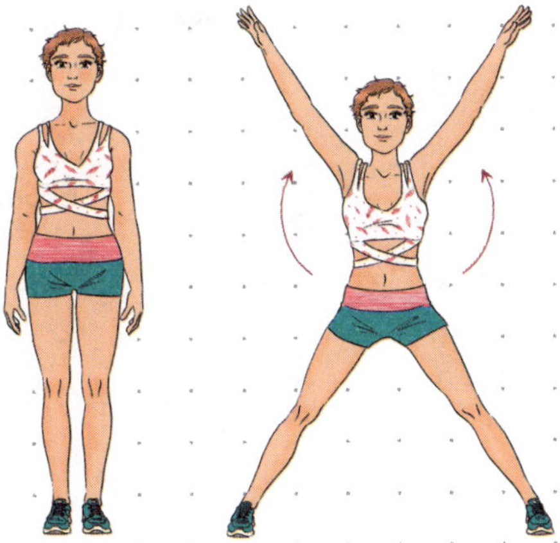

5. Jumping jacks

Le bénéfice : cet exercice ludique et joyeux fera monter votre fréquence cardiaque par une sollicitation de la totalité des muscles du corps. Selon la vitesse d'exécution, il peut servir de cardio intensif ou de récupération active.

Comment on fait ? Debout, les pieds joints et les bras le long du corps, réalisez un saut de façon à ouvrir simultanément vos bras et vos jambes, avant de revenir en position initiale.

6. La planche

Le bénéfice : c'est tout simplement le meilleur exercice de gainage pour renforcer votre posture et le maintien de votre sangle abdominale.

Comment on fait ? Placez-vous à l'horizontale en appui sur les avant-bras sans creuser le bas du dos. Les coudes doivent être à l'aplomb des épaules. Si cela devient trop difficile, n'hésitez pas à poser les genoux au sol sans relâcher la tension abdominale.

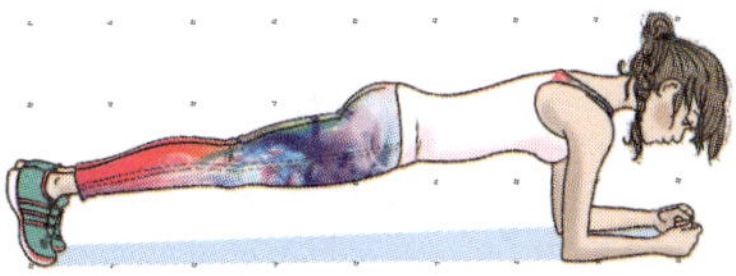

Mon circuit training

Voici le circuit de 20 minutes qui va vous permettre d'enchaîner ces exercices en associant travail cardio et renforcement musculaire, une séquence dynamique pour retrouver de bonnes sensations corporelles, vous faire transpirer et vous offrir le plein de vitalité ! À réaliser 2 ou 3 fois par semaine si ça vous fait du bien.

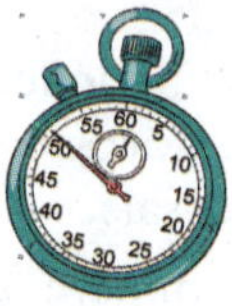

1 Squat	2 Fentes avant	3 Mountain climbers	4 Chaise	5 Jumping Jacks	6 Planche
10 répétitions	10 répétitions de chaque côté	10 répétitions de chaque côté	1 minute	10 répétitions	1 minute
Effectuez 4 tours du circuit avec 1 minute de pause entre chaque tour					

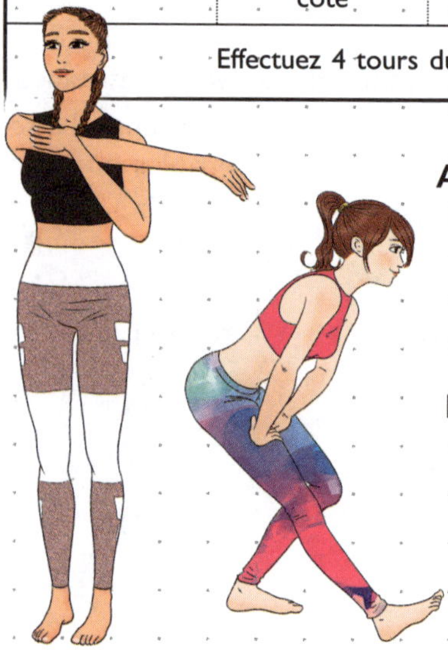

Après le circuit, ne zappez pas les étirements !

Faites quelques étirements simples pour assouplir les muscles qui ont travaillé (bras, jambes, dos, abdos et fessiers). Vous gagnerez ainsi en souplesse et éviterez courbatures et blessures. Un moment idéal aussi pour vous féliciter et ressentir si cette petite séance a fait du bien à votre corps ! Écoutez-vous !

CHAPITRE 5

BYE BYE MES KILOS ÉMOTIONNELS ! MON PROGRAMME HAPPY BODY

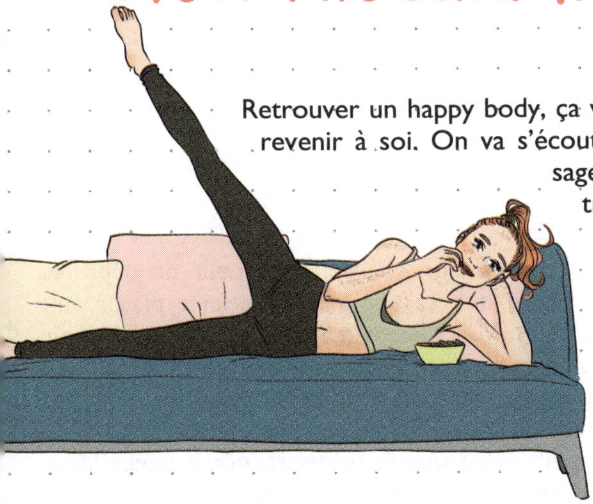

Retrouver un happy body, ça veut dire quoi ? Cela nécessite avant tout de revenir à soi. On va s'écouter, respecter ses envies, décoder les messages de notre corps et les émotions qui nous traversent. On va apprendre à mieux communiquer aux autres nos attentes et nos besoins et mettre des limites saines. Dans ce chapitre, choisissez enfin de donner la priorité à la personne la plus importante de votre vie : vous-même ! L'objectif ? Reprendre votre vie en main et faire naturellement et sans effort les meilleurs choix pour votre corps comme pour votre avenir.

Je reprends le pouvoir sur ma vie

S'affirmer ce n'est pas écraser les autres ni avoir le dernier mot à tout prix. C'est s'ouvrir à ses envies profondes, les écouter et être enfin authentique et sincère avec ce que l'on ressent. Oubliez la timidité et la peur et laissez-vous guider : il est temps de faire tomber les masques et de dévoiler celle que vous êtes vraiment !

Ma priorité... c'est moi !

Vous mettre au sommet de votre liste de priorités, ça vous semble difficile ? Pourtant c'est vital. Car quand vous êtes bien dans vos baskets, c'est tout votre entourage qui y gagne. Alors, si vous avez vraiment à cœur d'être là pour vos proches, commencez par mettre en œuvre les instructions de sécurité à bord des avions : en cas de dépressurisation de la cabine, c'est votre masque à oxygène que vous devez mettre en premier !

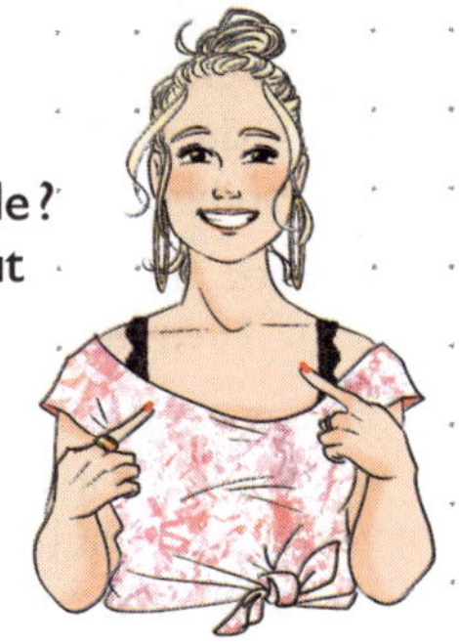

L'égoïsme sain et positif, ça s'apprend

Si vous avez longtemps pensé que vous ne deviez pas être une charge pour vos parents parce qu'ils avaient des soucis, ou bien qu'il fallait aider les autres plutôt que de leur demander quoi que ce soit, il y a de fortes chances que vous continuiez d'appliquer ce schéma à toutes vos relations. Résultat : vous faites toujours passer vos besoins au second plan. Sans surprise, c'est dans la nourriture que vous trouvez à votre tour un peu d'amour et de réconfort. Il est temps que ça change !

Mon power-mantra à répéter aussi souvent que possible : *Mes besoins sont aussi importants que ceux des autres.* « Aussi » importants, cela signifie ni « plus » importants (c'est ça l'égoïsme, se placer au-dessus des autres) ni « moins » importants non plus (sinon vous devenez esclave).

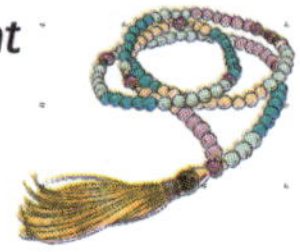

J'apprends à dire non

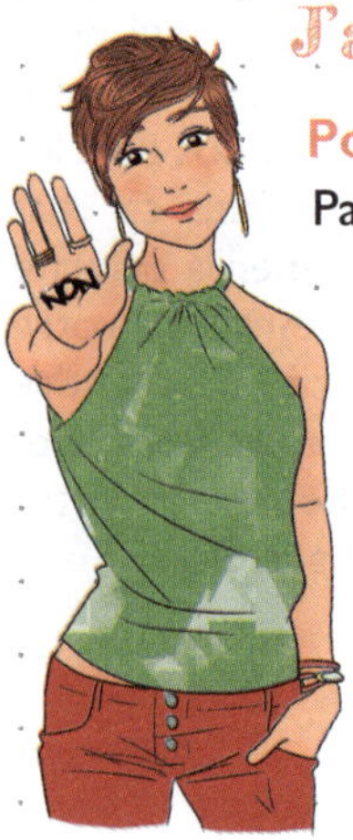

Pourquoi dire non est si difficile ?

Parce qu'on ressent une forme de pression sociale, on a peur de déplaire, d'être critiquée, rejetée. Et parce que ça fait plaisir de faire plaisir aux autres : ben oui, sur le moment, voir l'autre content et satisfait, le voir sourire et dire merci, c'est gratifiant, ça nous procure un mini-rush de plaisir à nous aussi. Mais évidemment vient ensuite le temps du regret et de la colère, quand on réalise qu'on va devoir sacrifier quelque chose de plus important (notre sommeil, notre séance de sport, notre temps libre, un moment en famille…) pour honorer ce nouvel engagement.

Pourquoi dire non est important ?

Dire non, c'est dire oui à ce qui compte vraiment pour nous : notre santé, notre vitalité, notre famille, notre intimité, nos projets…

7 façons de dire NON

1. Repoussez l'échéance : « Je suis débordée en ce moment, mais j'adorerai faire ça après les fêtes ! »
2. Dites à la personne qui vous sollicite : « Laisse-moi checker mon agenda et revenir vers toi. » Une phrase magique qui vous permet de temporiser, de réfléchir et de répondre ensuite poliment que vous n'êtes pas disponible.
3. Utilisez un message automatique d'absence : « Je suis indisponible pour l'instant, recontactez-moi à partir de telle date. »
4. En cas de demande urgente qui vous met la pression, répondez : « OK ! Qu'est-ce qu'on dépriorise du coup ? » Réponse idéale à votre boss qui veut vous confier un dossier alors que votre pile déborde déjà ! Vous pouvez aussi utiliser la formule suivante : « Je veux

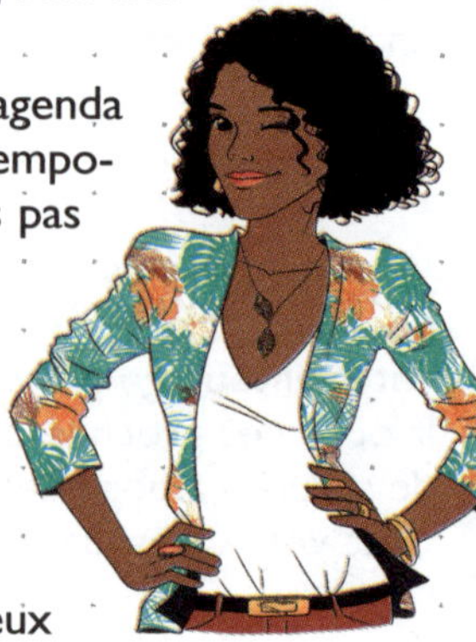

vraiment faire du bon boulot sur ce nouveau projet, mais vu mes autres tâches, je risque de ne pas livrer un résultat dont je serai fière.»

5. Dites-le avec humour : «Tu me demandes de courir un marathon avec toi ? Tu rêves chéri !»
6. Facilitez les choses. Par exemple, «Je serai heureuse de te prêter ma voiture. Je m'arrangerai pour que tu récupères les clés facilement.» De cette façon vous dites aussi : «Je ne pourrai pas t'accompagner.» Très utile quand vous voulez vraiment aider une personne, mais ne pas y mettre toute votre énergie.
7. Trouvez un remplaçant : «Je ne suis pas disponible, mais mon collègue serait peut-être intéressé.»

Je m'affranchis du regard des autres

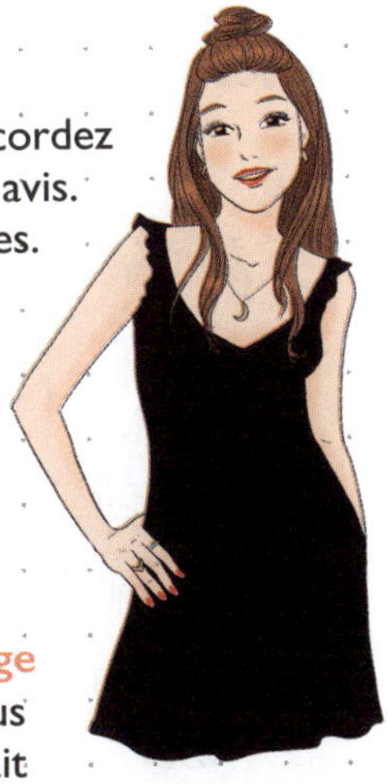

À force de vouloir être parfaite et de faire plaisir à tout le monde, vous accordez parfois plus d'importance à ce que pensent les autres qu'à votre propre avis. Être soi, c'est assumer de ne pas toujours être d'accord avec les autres. Si cela vous fait peur, il est temps de travailler sur votre lâcher-prise…

Éloignez-vous des personnes toxiques

Vous savez, cette copine qui passe son temps à se plaindre mais ne vous écoute pas, ou votre collègue qui passe le déjeuner à critiquer toute la boîte. Mettez vos distances avec ces personnes qui vous tirent vers le bas et plombent votre énergie.

Rétablissez des dynamiques relationnelles saines avec votre entourage

Les autres ont le droit d'avoir un avis et de le partager. Mais rappelez-vous qu'il y a autant d'avis que de personnes et, surtout, que personne ne sait mieux que vous ce qui est bon pour vous.
Alors à une personne insistante sur le sujet de votre poids (votre mère par exemple), répondez ceci : «Je te remercie de chercher mon intérêt et mon bonheur, mais parler constamment de mon poids ne m'aide pas du tout. Je ne souhaite plus avoir cette conversation avec toi, sinon nous nous verrons beaucoup moins souvent.»
Vous posez ainsi clairement vos limites, et ça fait du bien !

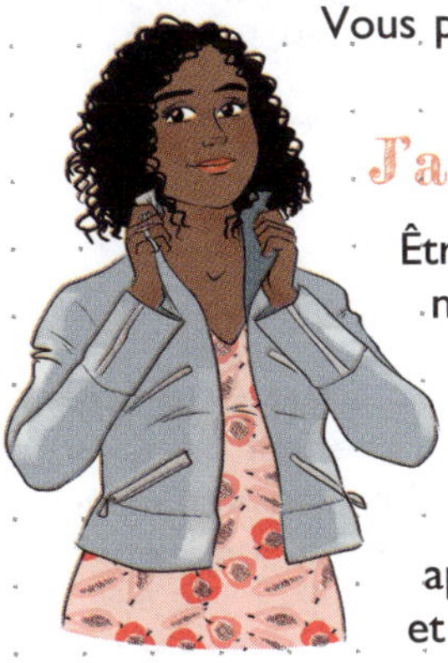

J'assume qui je suis vraiment, avec mes défauts

Être soi, c'est aussi accepter que la perfection n'existe pas. Ni chez vous ni chez les autres.

Comment accepter ses imperfections ?

Commencez simplement par dire oui à l'imperfection et à la différence chez les autres ! Arrêtez de juger et de critiquer les autres, leur apparence, leurs choix de vie, leurs décisions. Concentrez-vous sur vous et vos propres envies.

Je me libère des blessures du passé

Ce n'est pas parce que des personnes vous ont fait du mal par le passé que vous devez continuer de vous punir aujourd'hui. Pour ne plus avoir besoin d'étouffer vos émotions par le biais de la nourriture, le plus important est de faire la paix avec les expériences douloureuses du passé. Ces 3 exercices peuvent vous aider à tourner la page.

Rituel n° 1 : J'écris une lettre

Derrière vos blessures se cache un paquet de refoulements et de non-dits. Sur le moment, vous n'avez peut-être pas pu vous défendre, réagir ou demander de l'aide. Et aujourd'hui, vous êtes susceptible de continuer à porter le fardeau d'un secret ou d'une expérience douloureuse.

La solution ? La lettre qui dit tout…

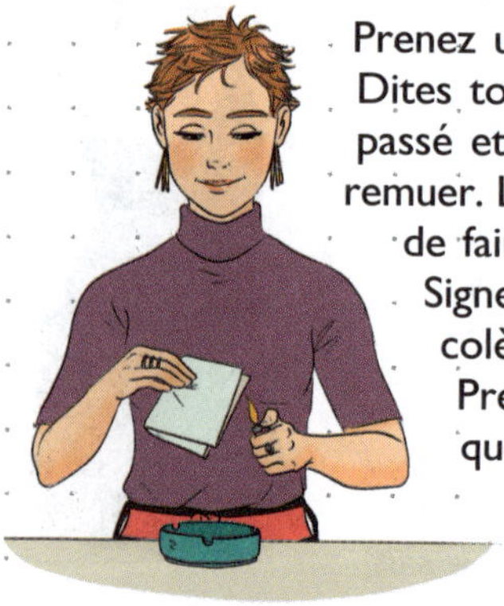

Prenez une feuille blanche et écrivez à la personne qui vous a fait du mal. Dites tout ce que vous voulez dire, sans vous censurer : tout ce qui s'est passé et la façon dont vous l'avez vécu. Cet exercice est capable de vous remuer. Laissez les émotions vous traverser et félicitez-vous d'avoir le courage de faire ce travail, même si vos yeux se remplissent de larmes.

Signez la lettre et pliez-la en visualisant que vous y mettez toute votre colère et toute votre souffrance.

Prenez un récipient ou un grand cendrier et brûlez la lettre. Visualisez que votre colère et votre souffrance s'envolent en fumée, en même temps que ce morceau de papier.

Vous pouvez ensuite purifier la pièce avec de la sauge blanche comme dans le rituel ci-dessous.

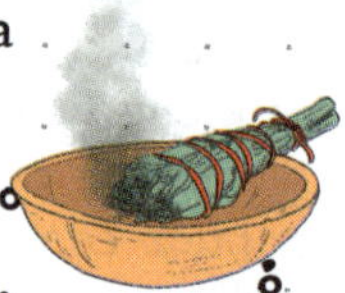

Mon rituel de purification à la sauge blanche

La sauge blanche était utilisée par les Indiens d'Amérique comme encens lors de cérémonies chamaniques de purification. Son odeur forte serait capable d'éliminer l'énergie négative d'un lieu, mais aussi celle qui se trouve dans le cœur d'une personne. C'est un purificateur très puissant qui agit sur les plans énergétiques (chakras, aura…) comme sur la sphère émotionnelle (colère, maladie, tristesse, pensées négatives, mauvaise humeur). Brûler de la sauge peut marquer symboliquement une décision, un nouveau cycle, l'acte de recommencer à zéro.

Rituel n° 2 : J'opte pour le coussin de la colère

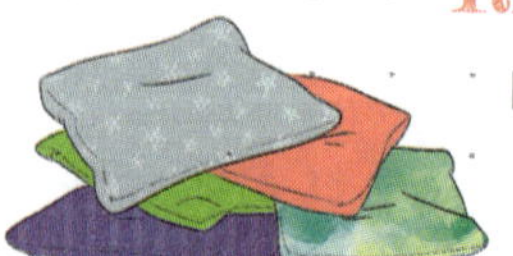

Les émotions vives comme la rage et la colère ont besoin d'être évacuées. Si vous les gardez en vous, elles vous rongent de l'intérieur et vous risquez tôt ou tard de retourner cette agressivité contre vous (en mangeant en excès) ou votre entourage (en étant dure et rancunière).

La solution ? Le coussin défouloir

Prenez un coussin et frappez-le autant que vous voulez, criez, lâchez-vous… Exprimer ainsi votre rage va vous défouler tout en restant sécurisant. Renouvelez l'expérience dès que vous sentez un trop-plein émotionnel.

Rituel n° 3 : Je gribouille mes émotions

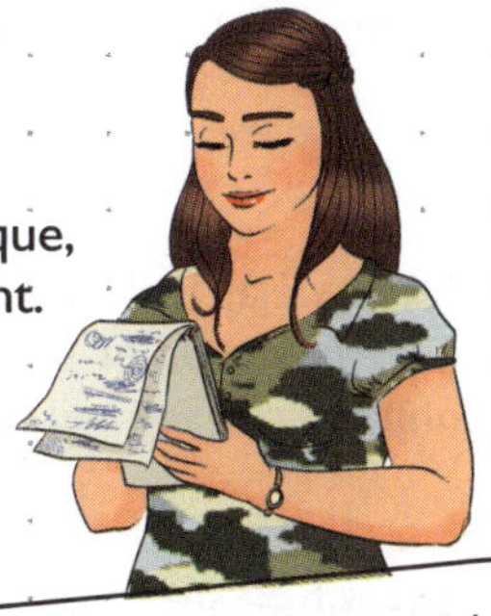

Le gribouillis est un exutoire. Spontané et sans but esthétique, il nous libère des tensions et des émotions qui nous envahissent. Il devient une forme de dialogue intérieur qui peut nous permettre d'en apprendre plus sur nous-même.

Comment on fait ? Le trash journaling

Prenez une feuille ou un carnet dédié et gribouillez spontanément, en faisant le vide dans votre tête. Vos émotions se traduiront peut-être par des spirales, des escaliers, des labyrinthes ou de grosses ratures furieuses… Tout est approprié, alors laissez-vous aller !

Harcèlement, violences physiques ou psychologiques, abus, traumatismes : la thérapie accompagnée par un professionnel est parfois une étape indispensable pour libérer la parole. Les approches de groupe sont également très efficaces pour sortir de l'isolement et trouver le soutien nécessaire. Pensez-y !

Je renoue le dialogue avec mon corps

Soyez honnête avec vous-même et faites le point : quelle est aujourd'hui votre relation entre vous et votre corps ? Est-ce que vous reprochez à votre corps d'être malheureuse ? Pourquoi ? Au fond, que pensez-vous que votre corps essaie de vous dire ?
Non, votre corps n'est pas un animal féroce que vous devez dompter. Votre corps, c'est le seul véhicule que vous aurez sur le chemin de la vie, pour vous emmener là où vous devez aller. Alors, arrêtez de le blâmer et renouez le dialogue ! Essayez ces 3 approches pour que votre corps et vous puissiez enfin faire équipe !

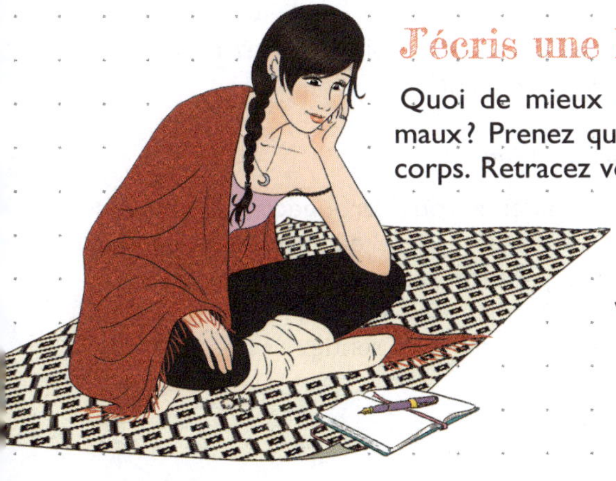

J'écris une lettre d'excuses à mon corps

Quoi de mieux qu'une lettre pour mettre des mots sur vos maux ? Prenez quelques minutes pour écrire une lettre à votre corps. Retracez votre parcours ensemble au cours de toutes ces années. Remerciez-le d'avoir attiré votre attention sur ce qui n'allait pas et excusez-vous pour vos erreurs. Écrivez sans réfléchir, ce qui vous vient, avec tout votre cœur.

Pour aller plus loin…

Et si vous preniez l'habitude de remercier plus régulièrement votre corps pour tout ce qu'il fait pour vous chaque jour ? Vous pouvez noter quotidiennement dans votre journal une phrase de gratitude envers votre corps : « Merci à toi de me permettre d'être en vie, de danser, de peindre, de serrer mes proches dans mes bras, de ressentir la joie… »

Mon body scan pour renouer avec mon corps

Vous le savez déjà, le body scan vous amène à porter votre attention sur les différentes parties de votre corps et leurs sensations ici et maintenant. Cet exercice est un must pour vous reconnecter à vos ressentis corporels.

Vous êtes prête ?

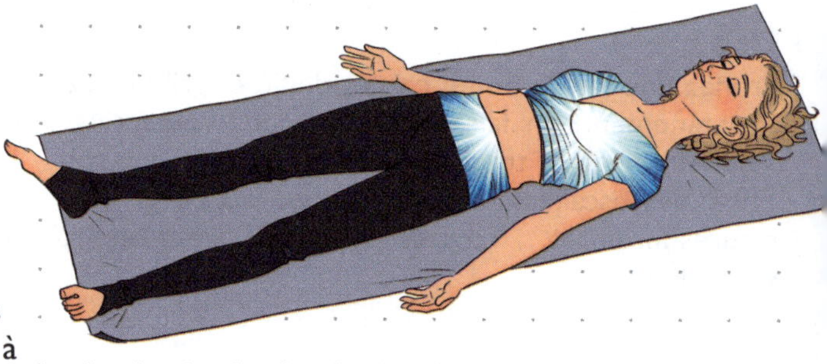

Réglez un minuteur sur dix minutes et allongez-vous confortablement, plutôt par terre sur un tapis que sur votre lit. Détendez-vous en commençant par pratiquer quelques respirations abdominales, puis scannez une à une toutes les parties de votre corps, des orteils à la racine des cheveux. Faites une pause sur chaque zone pour demander à chaque fois : « Comment ça va aujourd'hui ? De quoi as-tu besoin ce soir, ce week-end et dans les jours à venir ? » Deux zones méritent la plus grande attention : la zone du ventre et de l'estomac, une partie de votre corps que vous avez tendance à rejeter et à malmener, et la gorge, qui est la zone d'expression des émotions par excellence. Prenez le temps d'observer simplement ce qui s'y passe.

Pour aller plus loin…

Faites de la pratique du body scan le nouveau « date » hebdomadaire avec votre corps.

Je range ma balance

Pourquoi êtes-vous si attachée à cet objet qui vous fait souffrir ? Si vous avez du mal à dire bye bye à votre pèse-personne, répétez-vous ces deux mantras :

Mon poids ne définit ni ma valeur ni ma beauté !

Personne ne sait combien je pèse et tout le monde s'en fiche !

Vous détacher de la pression des chiffres va vous aider à vous reconnecter à vos ressentis corporels et à vos signaux alimentaires de faim et de satiété qui sont autrement plus importants. Si c'est trop dur, envisagez juste une séparation temporaire d'avec la balance de 21 jours (le temps nécessaire pour former une nouvelle habitude) pour essayer. Il y a de grandes chances que vous vous sentiez plus légère sans elle à la fin de l'expérience !

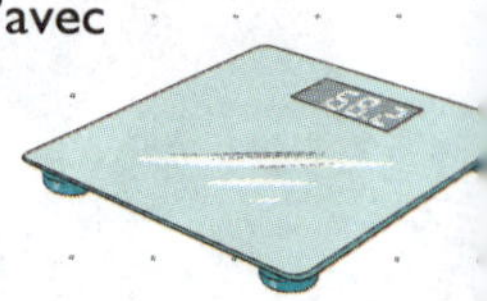

Je m'offre le meilleur, parce que je mérite le meilleur !

Est-ce que vous avez tendance à vous contenter des restes ? Vous finissez les assiettes des enfants ou dînez des restes d'un plat cuisiné il y a trois jours, même s'il ne vous fait plus vraiment envie. Et dans la vie ? Vous êtes peut-être la dernière à poser ses vacances et à demander une augmentation. Et en week-end avec les copains, la dernière à choisir sa chambre dans la maison de location. Prenez conscience que votre alimentation est le reflet de votre façon de vivre. Quand vous vous contentez des restes, vous envoyez le message à votre subconscient que vous ne méritez pas mieux et donc que vous ne valez pas grand-chose. Il est donc temps d'apprendre à vous nourrir d'une façon qui reflète enfin votre vraie valeur, pour retrouver une bonne estime de vous.

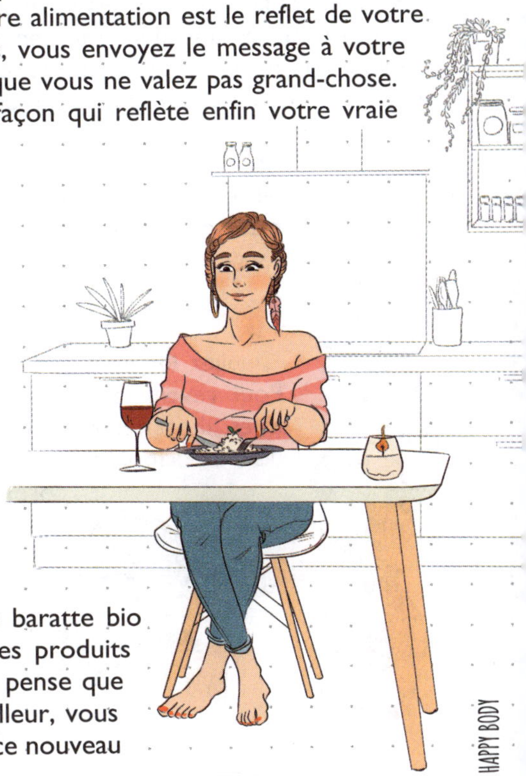

À partir de maintenant, je m'offre ce qu'il y a de mieux

N'attendez plus les « invités » ou les « grandes occasions » pour sortir votre vaisselle de réception. Sortez vos plus jolies assiettes, même pour dîner au milieu de la semaine.
Au supermarché, offrez-vous les meilleurs ingrédients et les meilleures épices (si votre budget est limité, vous pouvez vous concentrer sur quelques produits clés : une huile d'olive haut de gamme que vous exposerez dans votre cuisine, une sauce tomate préparée avec des ingrédients de qualité ou un bon beurre de baratte bio par exemple). On a parfois tendance à opter pour les produits premier prix, non pas par nécessité, mais parce qu'on pense que « c'est bien suffisant pour nous ». En choisissant le meilleur, vous allez reprogrammer votre subconscient et lui envoyer ce nouveau message : « Je mérite ce qu'il y a de mieux ! »

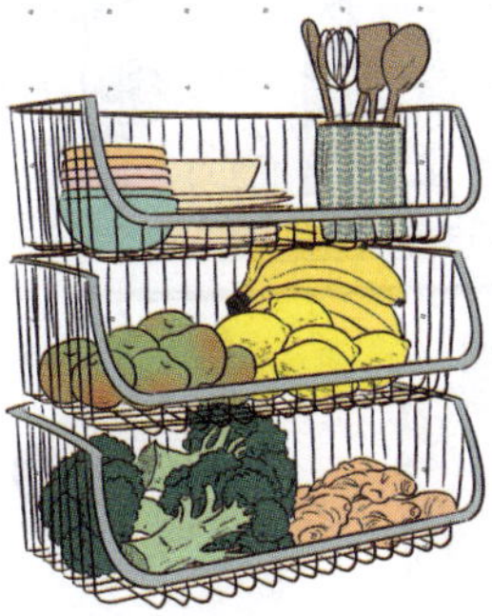

Cultiver la vie en soi, un repas après l'autre

- Privilégiez une alimentation naturelle, idéalement bio et de saison, en faisant plus attention aux produits transformés et industriels (sans jamais rien vous interdire !).
- Faites vos achats alimentaires avec plus de conscience, non pas dans l'intention de maigrir, mais de vous sentir vivante et vibrante.
- Et au moment de préparer le repas, posez-vous la question : est-ce que ce que je vais mettre dans mon assiette va cultiver la vie en moi ?

Si la réponse est non, pas de panique (ni d'autoflagellation !). Commencez simplement par ajouter de la vie dans votre assiette : des bâtonnets de concombre, des tomates cerises, une poêlée de légumes du congélateur ou un fruit frais au dessert.

Je me régale à tous les repas

Pas toujours facile d'avoir les idées et l'énergie de préparer des repas sains quand on rentre après une dure journée de travail. On a envie de quelque chose de simple, de vite préparé et de rassasiant ! La facilité, c'est d'ouvrir le frigo et de manger ce qu'on trouve : du pain, du fromage ou une assiette de pâtes au gruyère vite préparés et vite avalés en scrollant sur Instagram… Pourtant, vous l'avez compris, se nourrir n'est pas seulement une nécessité biologique. C'est aussi une façon de célébrer le plaisir, la connexion à vous-même et aux autres, de vous envoyer un message d'amour.

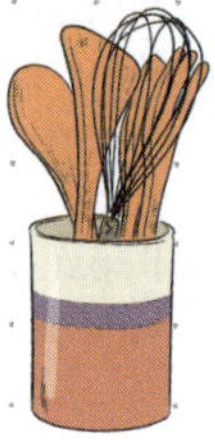

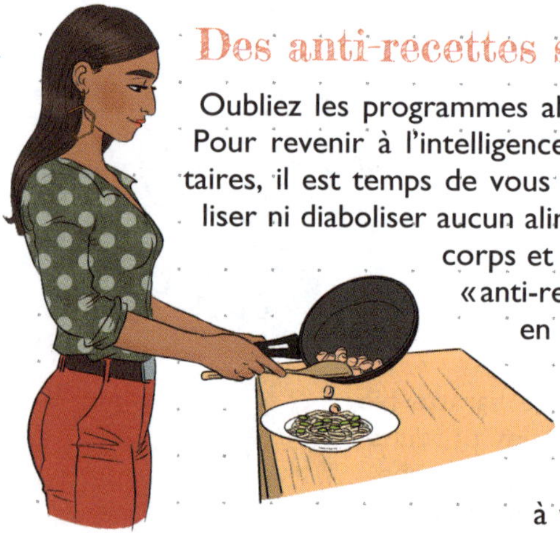

Des anti-recettes saines et faciles à préparer

Oubliez les programmes alimentaires rigides et les menus à suivre à la lettre. Pour revenir à l'intelligence innée de votre corps et à vos sensations alimentaires, il est temps de vous écouter et de vous faire plaisir sans jamais culpabiliser ni diaboliser aucun aliment. Redécouvrez le plaisir simple de nourrir votre corps et de vous régaler sans vous prendre la tête grâce aux « anti-recettes » : des assemblages d'ingrédients simples, frais, en conserve ou surgelés, à préparer en moins de vingt minutes, pour vous aider à envisager la cuisine d'une nouvelle façon. Aucune information nutritionnelle, ni points ni calories ne sont indiqués car pour choisir, vous êtes simplement invitée à demander à votre corps ce dont il a envie. À vos assiettes !

Un frigo et des placards bien garnis

La première étape pour se régaler, c'est d'avoir ce dont on a besoin sous la main : remplissez frigo, congélateur et placards d'ingrédients savoureux, nutritifs et polyvalents que vous pourrez combiner de façon infinie. Évidemment, pas besoin de tout acheter ! Essayez de nouveaux ingrédients au fur et à mesure, à votre rythme, chaque semaine ou chaque mois.

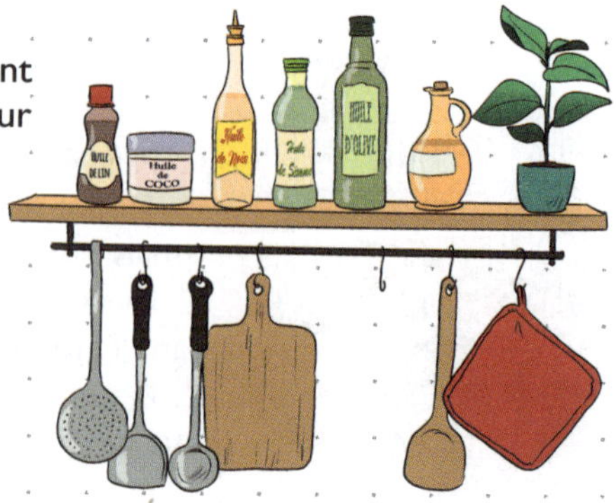

Les basiques de la cuisine

Huiles d'olive, de sésame et de coco
Vinaigre balsamique
Sel, poivre
Sauce soja et lait de coco
Coulis de tomates
Miel ou sucre de canne
Épices : herbes de Provence, gingembre, curry, cumin, paprika, cannelle…

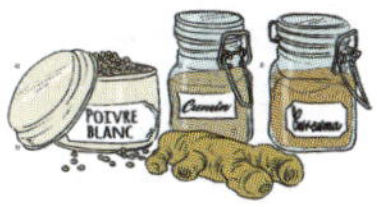

Fruits

Choisissez au moins un fruit frais qui se conserve bien comme banane, clémentine, pomme ou kiwi.
Ajoutez un fruit de saison : le raisin à l'automne, les pêches et les fraises en été.
Pensez au surgelé pour les framboises ou les figues, délicieuses, mais fragiles.
En alternative, gardez sous la main un pot de compote bio et sans sucre ajouté.
Et quelques noix, graines et fruits secs pour parsemer vos plats et salades.

Légumes

Salade, concombre, tomates cerise, poivrons et avocats plaisent généralement à tout le monde.
Si vous n'avez pas l'habitude de cuisiner, misez sur les mélanges de légumes surgelés prêts à l'emploi, les conserves de ratatouille.
Et ayez toujours un mélange de légumes surgelés pour potage ainsi qu'une bonne sauce tomate cuisinée ou un pesto.

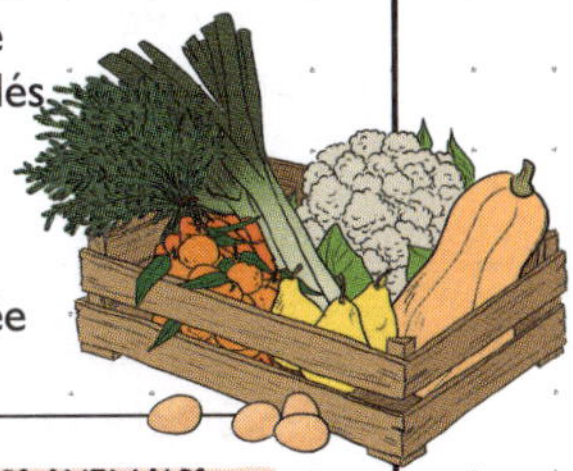

Pain et céréales

Gardez un pain tranché au congélateur (et décongelez directement les tranches au grille-pain) et un paquet de fajitas dans le placard.

Céréales et graines

Misez sur les pâtes de blé complet, le quinoa, le riz basmati, la semoule et les flocons d'avoine et ayez toujours au placard 2-3 conserves de lentilles, pois chiches ou haricots rouges pour une garniture ou un houmous express (voir p. 88).

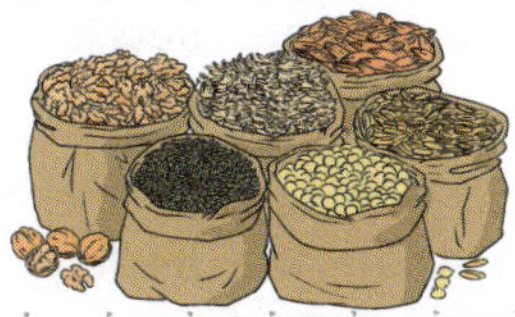

Protéines animales

Préférez les produits bio ou Label Rouge pour des œufs. Du jambon blanc, des steaks hachés 5 % de matière grasse, des morceaux de poulet savoureux (plutôt que des escalopes parfois sèches).
Pour le poisson, n'hésitez pas à miser sur les conserves ou les surgelés (thon, saumon, crevettes ou mélange de fruits de mer) plus faciles à conserver.

Fromage et laitages

Privilégiez vraiment la qualité pour le beurre, un fromage que vous aimez (feta, mozzarella, chèvre) et un yaourt ou fromage blanc.
Évitez les produits 0 % moins satisfaisants et souvent riches en additifs.
Vous pouvez évidemment miser sur les laits et yaourts végétaux.

Et bien sûr du chocolat !
On le choisit à 60 % de cacao minimum pour éviter les sucres inutiles (mais pas forcément du 90 % ultra amer).

Mes anti-recettes gourmandes

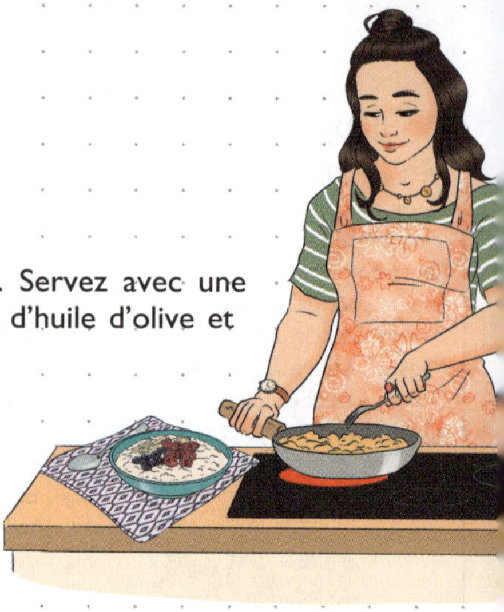

Au petit-déjeuner

Œufs brouillés façon brunch

Posez 2 œufs brouillés sur une tranche de pain grillé. Servez avec une petite salade de mesclun, des tomates cerise et un trait d'huile d'olive et de vinaigre balsamique.

Porridge sans cuisson

Laissez gonfler toute la nuit 50 g de flocons d'avoine dans un grand verre de lait végétal. Le matin, parsemez de morceaux de fruits de saison et de graines avant de déguster.

Au déjeuner

Carottes râpées à l'orange

Râpez 2 carottes et ajoutez une orange coupée en quartiers, le jus de l'orange qui a coulé sur la planche en la découpant, des raisins secs, un trait d'huile d'olive et de vinaigre balsamique. Mélangez et réservez au frais. À servir avec un steak haché de bœuf ou végétal et une portion de céréales.

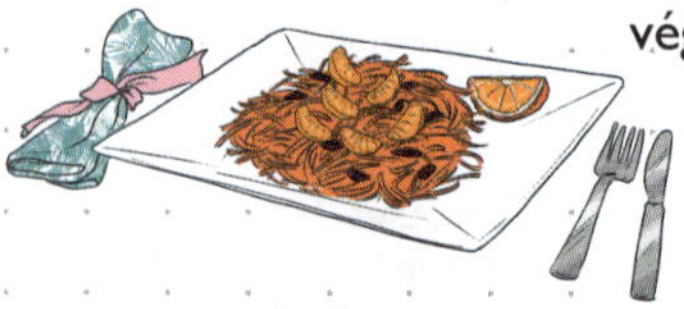

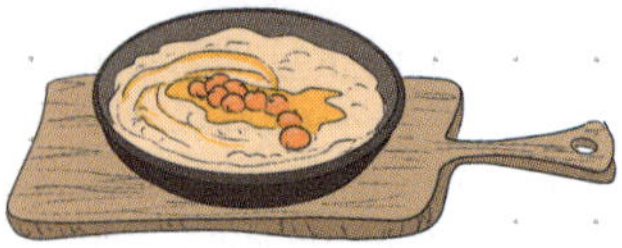

Houmous express

Mixez une conserve de pois chiches égouttés (ou de haricots rouges, pour changer, c'est délicieux !), le jus d'½ citron, 2 c. à s. d'huile de sésame ou de pâte de sésame (tahini), 1 c. à c. de cumin, 1 c. à c. de coriandre en poudre (faites avec les épices que vous avez dans le placard, du curry par exemple fera parfaitement l'affaire), du sel et du poivre. À servir avec des triangles de pain fajitas passés au grille-pain et des bâtonnets de légumes.

Mini-quiches sans pâte

Pour un moule de 6 muffins : battez 4 œufs avec 1 c. à s. de crème fraîche, du sel et du poivre. Préparez un bol de légumes en petits morceaux (tomates + épinards ; brocolis + tomates + poivrons, restes de ratatouille… Les associations sont infinies, cette recette est parfaite pour éviter le gaspillage). Remplissez les moules de légumes et recouvrez avec le mélange liquide. Customisez en fonction de votre envie avec du fromage, du jambon, du thon, des herbes de Provence… Faites cuire au four à 180 °C pendant environ 15 minutes (vérifiez la cuisson à l'aide d'un couteau). Ces mini-quiches se conservent 3 jours au réfrigérateur dans une boîte hermétique.

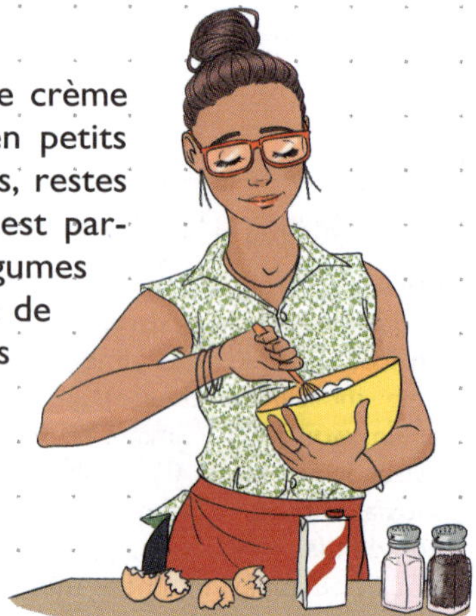

Au dîner

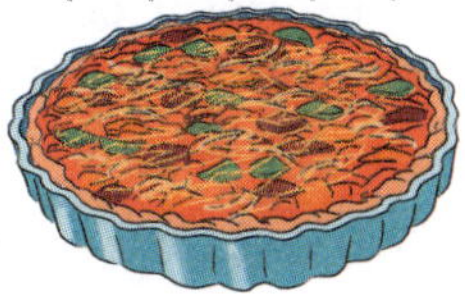

Tarte fine à la tomate ou à la ratatouille

Étalez une pâte feuilletée directement sur une plaque, piquez des trous avec une fourchette et garnissez de ratatouille en conserve ou décongelée. Parsemez de fromage râpé et d'herbes. Faites cuire au four à 180 °C pendant 25 à 30 minutes.

Poulet grillé savoureux

Déposez 2 hauts de cuisses de poulet par personne dans un plat passant au four. Badigeonnez de moutarde, sel, poivre, herbes de Provence. Faites cuire au four à 180 °C pendant environ 40 minutes (le poulet doit être cuit à cœur). Dégustez avec la peau pour un maximum de saveur et accompagnez d'une portion de riz et de légumes surgelés prêts à l'emploi.

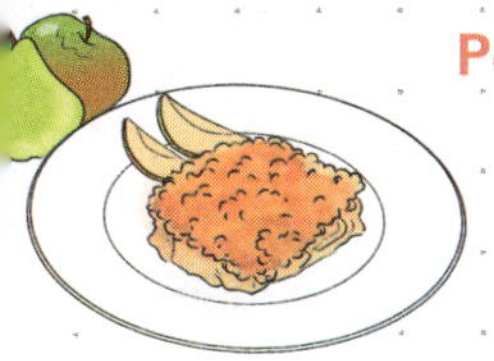

Pour les desserts

Crumble express

Mettez dans des ramequins individuels ou dans un plat allant au four des petits morceaux de fruits (pomme, poire, fruits rouges surgelés ou ananas en conserve). Mélangez avec les doigts dans un bol 2 c. à s. de muesli ou de flocons d'avoine + 1 c. à s. de sucre brun + 2 c. à s. d'huile d'olive (ou l'équivalent en beurre) jusqu'à obtenir un mélange sableux. Recouvrez les fruits de cette préparation. Saupoudrez de cannelle et faites cuire au four à 180 °C pendant 15 à 20 minutes (surveillez la cuisson en fonction de la taille du plat).

Glace maison express

Pensez à couper en tranches et congeler vos bananes un peu trop mûres. Elles se transformeront en délicieuse glace maison express une fois passées au mixer.
Classique : 1 à 2 bananes congelées mixées et c'est tout !
À la vanille : Ajoutez quelques gouttes d'extrait de vanille.
Version straciatella : Ajoutez des copeaux de chocolat.
Aux fruits rouges : Ajoutez une poignée de framboises ou de fruits rouges surgelés.

Pour plus d'astuces et d'idées rapides et gourmandes, découvrez les comptes Instagram d'Anne-Charlotte Boukach : @acha_happybody et celui d'Anaëlle Duchêne : @mes_recettes_healthy.

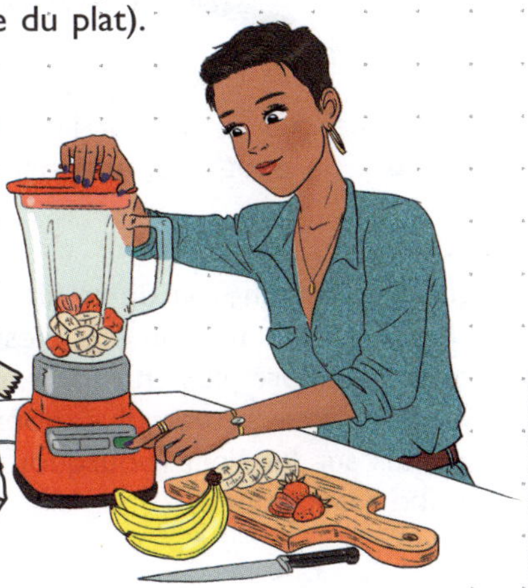

Vive l'abondance !

Si vous avez tendance à stocker beaucoup de nourriture « au cas où » et à acheter plein de vêtements bon marché « pour ne pas louper la bonne affaire », tout en faisant très attention à l'argent, il y a de fortes chances que vous souffriez d'une peur du manque. Que cette peur vienne d'une expérience de privation que vous avez personnellement vécue ou qu'elle ait été transmise par vos parents, le résultat est le même : au fond de vous, vous craignez toujours de manquer de nourriture, d'argent, d'amour, de ressources. Résultat : vous êtes d'un naturel anxieux face à l'avenir, et manger vous aide à calmer vos peurs et vous rassurer. Vous avez besoin de vous reconnecter à l'abondance pour vous libérer de cette peur.

4 façons de se connecter à l'abondance

1. Pratiquez la gratitude

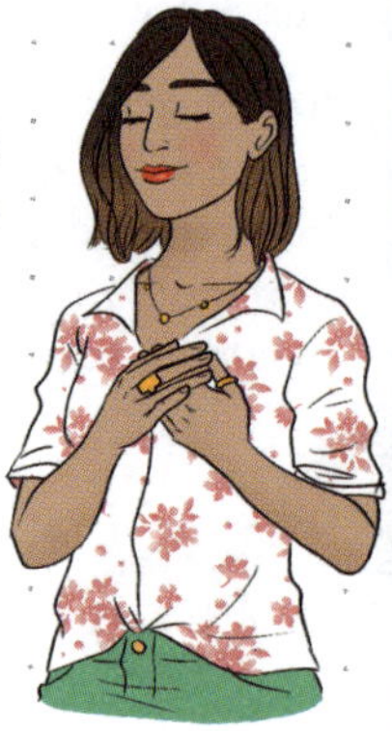

Un bon moyen de changer d'état d'esprit est de vous concentrer sur ce que vous avez déjà, sur vos réussites, les aspects positifs de votre situation en tenant, par exemple, un carnet de gratitude. Tous les soirs, notez trois choses dont vous êtes reconnaissante : cette présentation qui s'est bien passée au bureau, vos courses livrées directement sur votre palier...

2. Célébrez la réussite des autres

Au lieu d'envier les autres pour leurs succès, commencez à vous dire : « Cette personne me montre que c'est possible... pour moi aussi ! » et « Si elle l'a fait, cela veut dire que je peux aussi le faire ! »

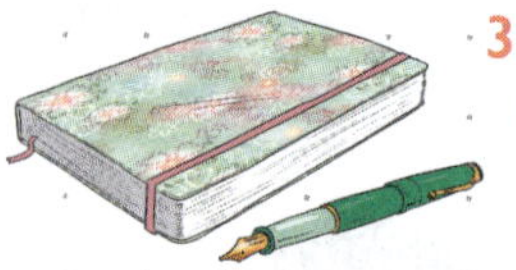

3. Faites la liste de vos ressources

Prenez une feuille et tracez 3 colonnes. Dans la première colonne, notez toutes vos ressources financières et vos possessions matérielles. Dans la deuxième colonne, listez toutes les personnes vers qui vous pourriez vous tourner en cas de besoin. Dans la troisième colonne, réfléchissez à tout ce que vous pourriez faire pour vous en sortir en cas de coup dur (faire un prêt, prendre un petit boulot alimentaire, prendre une colocation pour réduire son loyer...).

4. Donnez, donnez et donnez encore !

Un excellent moyen de se libérer de la peur du manque est d'aller à l'opposé de sa peur ! Une personne avec un état d'esprit d'abondance ne craint pas de donner, car elle sait qu'elle recevra encore plus en retour, sous différentes formes. Alors foncez donner des objets dont vous ne vous servez plus, donner des marques d'affection à vos proches, laisser des avis positifs sur Internet (pourquoi pas un avis sur ce livre !) ou faites un don même symbolique à une association.

Je cherche à progresser, pas à être parfaite

J'ai confiance en ce que je suis

Même si vous en doutez parfois, votre valeur est indépendante de votre poids, de votre couleur de peau, du solde de votre compte en banque, de votre nombre de followers sur les réseaux... Vous êtes une belle personne, et votre mission est de commencer à vous en rendre compte !

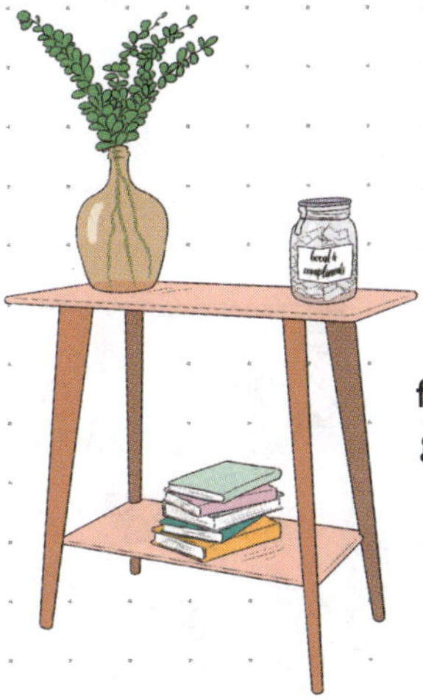

La boîte à compliments

Choisissez une jolie boîte. Dès que vous vivez une expérience qui vous procure de la fierté, de la joie, du succès, racontez votre ressenti sur un morceau de papier. Ajoutez-y un compliment («tu as assuré», «tout le monde t'a trouvée rayonnante», «ça te faisait peur, mais tu as osé te lancer et tu peux être fière de toi») et glissez le papier dans votre boîte. La prochaine fois que vous vous sentez «nulle», plongez la main dans votre boîte à compliments pour rebooster votre moral et vous rappeler que les doutes que vous ressentez sur le moment sont passagers et ne reflètent pas la réalité. Vous assurez vraiment!

Je lâche prise sur mon perfectionnisme

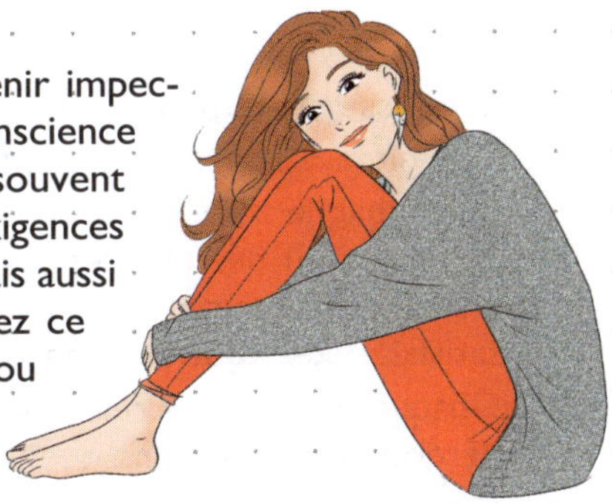

Vous rêvez d'être parfaite : être performante au boulot, tenir impeccablement votre maison, manger bio, être mince. Prenez conscience que c'est cette pression (que vous vous mettez le plus souvent toute seule) qui vous bouffe la vie. Lâcher prise sur vos exigences va non seulement vous soulager de la tension permanente mais aussi redonner de l'espace et de l'autonomie aux autres. Adoptez ce mantra quand votre partenaire ne plie pas les draps au carré ou que votre stagiaire oublie un slide dans la présentation : «Mieux vaut fait que parfait!»

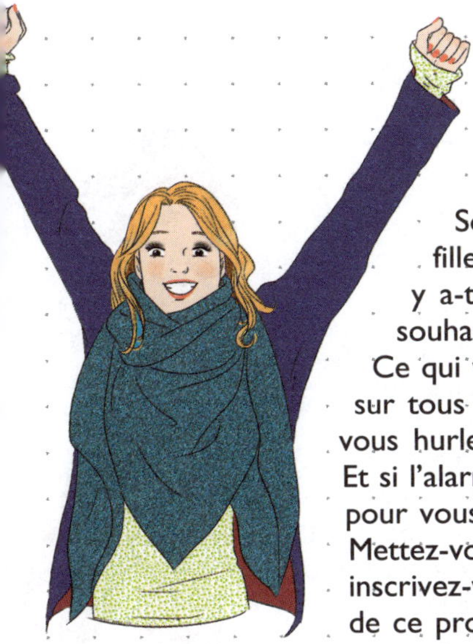

Il est temps de réaliser mes rêves!

Quelle trace souhaitez-vous laisser sur cette Terre? Souhaitez-vous qu'on se souvienne de vous comme de la fille qui avait une taille de guêpe et des cuisses fines? Ou il y a-t-il des choses plus grandes et plus importantes que vous souhaitez avoir accompli pendant votre passage ici-bas?

Ce qui vous fait trop manger aujourd'hui, c'est votre immobilisme sur tous ces sujets qui vous tiennent vraiment à cœur. Votre âme vous hurle de vous mettre en mouvement, de vous lancer, d'oser. Et si l'alarme des compulsions alimentaires retentit, c'est simplement pour vous transmettre le message.

Mettez-vous en mouvement progressivement avec des «baby steps» : inscrivez-vous à un cours ou à une formation, discutez ouvertement de ce projet qui vous tient à cœur depuis longtemps, documentez-vous grâce à des livres, blogs ou podcasts, faites du bénévolat…

Si vous manquez de clarté sur vos projets, vous pouvez quand même accéder à vos rêves et à vos désirs profonds, logés dans votre inconscient, notamment grâce à la visualisation.

Le vision board, l'outil de concrétisation de vos rêves

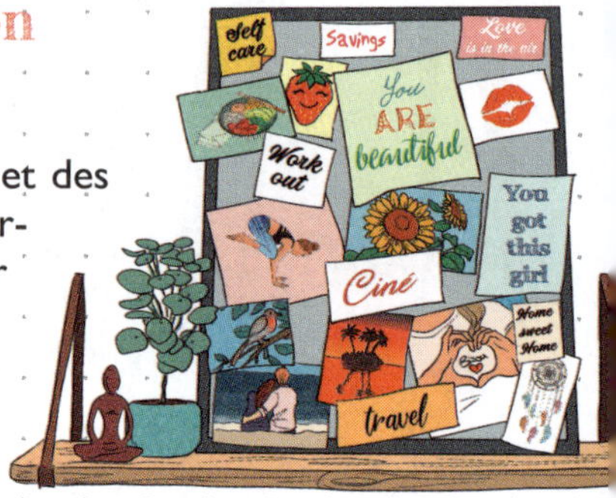

Il s'agit d'un tableau, sur lequel vous allez coller des mots et des images qui reflètent vos envies profondes, et que vous garderez ensuite près de vous. Le but n'est pas juste de créer un joli tableau, mais de conditionner votre cerveau pour que vous ayez envie d'agir chaque jour instinctivement dans le sens de la réalisation de vos objectifs.

Comment je m'y prends?

- Choisissez librement un support papier ou carton.
- Délimitez 9 zones en suivant le schéma ci-dessous.
- Pour chaque zone, recherchez dans des livres, des magazines ou sur Internet des images, des mots ou des phrases inspirantes qui décrivent ce que vous avez envie de ressentir, vivre, expérimenter, en rapport avec le sujet concerné. Une fois que l'ensemble vous satisfait, fixez tout avec de la colle ou des punaises.
- Chaque jour, démarrez la journée en regardant votre tableau. Prenez votre journal et déterminez les actions que vous allez mettre en place pour avancer dans le sens de vos rêves.

Bien-être corporel	Finances	Relations amoureuses
Mouvement physique	Vie sociale	Formation et carrière
Spiritualité	Fun, détente et voyages	Maison

Le mot de la fin

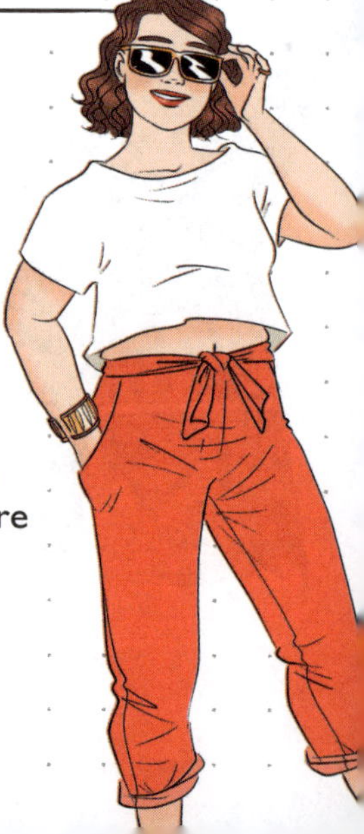

Ayez confiance, la femme que vous rêvez de devenir est déjà en vous. Les petites graines du bonheur ont été plantées depuis votre naissance, et votre mission est simple : entretenir et faire fleurir votre jardin. Les compulsions alimentaires sont comme des mauvaises herbes. Si vous les coupez, elles repoussent. Mais si vous prenez le temps d'arracher les racines (les plus profondes), vous pourrez enfin profiter sereinement de la beauté de votre jardin. Et ce livre sera votre compagnon pour cette opération de grand jardinage intérieur!

CARNET D'ADRESSES

L'auteure

- Le site officiel www.johanneaverdy.com : une mine de conseils et d'astuces pour les mangeuses émotionnelles.
- Le programme *Déjeuner en Paix !* : créé en 2020, ce programme de coaching intensif, qui combine travail sur les racines de la relation à la nourriture et groupes de parole, permet chaque année à des centaines de femmes de se libérer définitivement des compulsions alimentaires (infos et détails sur le site).
- Sur Instagram et Facebook : @johanneaverdy

Des femmes inspirantes à suivre

- Parentalité – Accompagnement en parentalité et bien-être parental, spécialiste du burn-out parental, Elena Goutard : www.elena-goutard.com.
- Style – Conseil en image et relooking, Chloé Crépin : www.echlosion.com
- Sexualité – Relaxologue et sexothérapeute, Sandie Boulanger : www.sandieboulanger.net
- Reconversion professionnelle – Podcast et bilan de compétences « Pourquoi pas moi ? » par Charlotte Desrosiers-Natral : www.pourquoipasmoi.co

Remerciements

Écrire un livre était pour moi un rêve. Ce rêve, vous le tenez aujourd'hui entre vos mains.

Un énorme merci à ma communauté. C'est grâce à vous que j'ai eu l'opportunité de réaliser cet ouvrage.

Merci aux éditions Solar de m'avoir fait confiance et à Juliette Collonge de m'avoir guidée et rassurée tout au long de ce projet.

Je suis à la fois fière et émue en écrivant ces dernières lignes, car avant d'être coach, j'ai moi-même été une mangeuse compulsive pendant près de quinze ans. Je sais mieux que personne la souffrance qui se cache parfois derrière l'acte anodin de manger. Vous aider à mon tour à vous libérer du cycle infernal restrictions-compulsions, en décodant les racines profondes de votre relation à la nourriture, me permet de donner du sens à ces moments plus sombres de ma vie. Je prends conscience que c'est aussi grâce à ces moments que je peux aujourd'hui vous guider vers la lumière. Car vous aussi vous méritez de redevenir une femme et une mangeuse libre !

Bibliographie

- *Les Femmes, la nourriture et Dieu*, Geneen Roth, éditions J'ai Lu, 2012.
- *Breaking free from emotional eating*, Geneen Roth, éditions Plume, 2003.
- *Manger en pleine conscience*, Dr Jan Chozen Bays, éditions Les Arènes, 2019.
- *You can heal your life*, Louise Hay, éditions Hay House, 1984.
- *Maigrir sans régime*, Dr Jean-Philippe Zermati, éditions Odile Jacob, 2006.
- *The Gabriel Method*, Jon Gabriel, Atria Books, 2009.
- *Mon Cahier Happy Feelings*, Charlotte Jacquet, éditions Solar, 2020.
- *L'Art de la simplicité*, Dominique Loreau, éditions Robert Laffont, 2005.
- *Essentialism*, Greg McKeown, éditions Currency, 2020.
- *Imparfaits, libres et heureux*, Christophe André, éditions Odile Jacob, 2009.
- *Everything is figureoutable*, Marie Forleo, éditions Penguin Books, 2020.
- *Choose wonder over worry*, Amber Rae, éditions Piatkus, 2018.

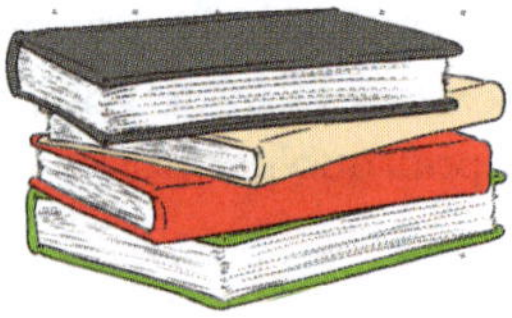

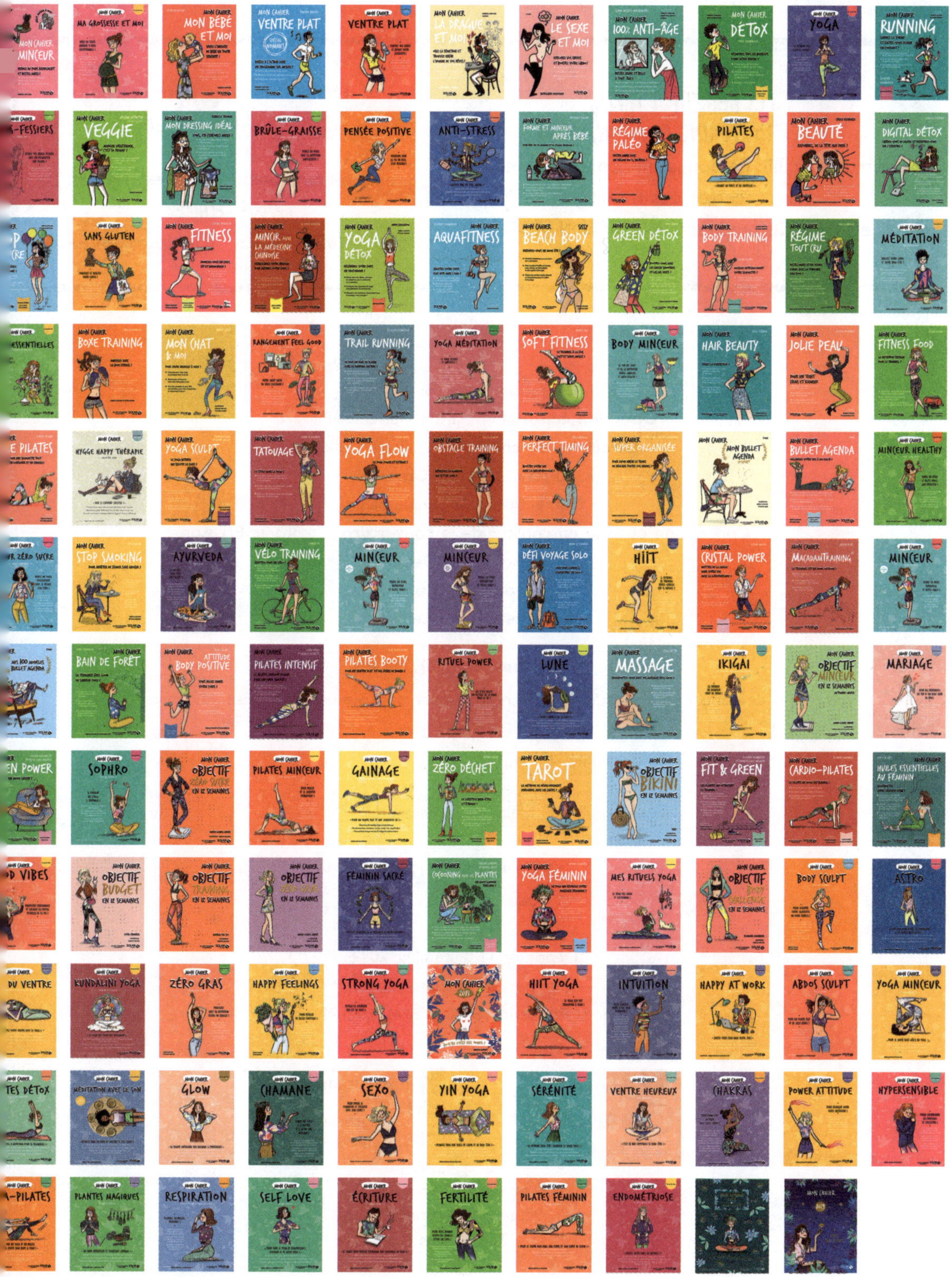
MON CAHIER MINCEUR
MA GROSSESSE ET MOI
MON BÉBÉ ET MOI
VENTRE PLAT
VENTRE PLAT
LA DRAGUE ET MOI
LE SEXE ET MOI
100% ANTI-ÂGE
DÉTOX
YOGA
RUNNING
VEGGIE
MON DRESSING IDÉAL
BRÛLE-GRAISSE
PENSÉE POSITIVE
ANTI-STRESS
FORME ET MINCEUR APRÈS BÉBÉ
RÉGIME PALÉO
PILATES
BEAUTÉ
DIGITAL DÉTOX
SANS GLUTEN
FITNESS
MINCIR AVEC LA MÉDECINE CHINOISE
YOGA DÉTOX
AQUAFITNESS
BEACH BODY
GREEN DÉTOX
BODY TRAINING
RÉGIME TOUT CRU
MÉDITATION
BOXE TRAINING
MON CHAT & MOI
RANGEMENT FEEL GOOD
TRAIL RUNNING
YOGA MÉDITATION
SOFT FITNESS
BODY MINCEUR
HAIR BEAUTY
JOLIE PEAU
FITNESS FOOD
HYGGE HAPPY THÉRAPIE
YOGA SCULPT
TATOUAGE
YOGA FLOW
OBSTACLE TRAINING
PERFECT TIMING
SUPER ORGANISÉE
MON BULLET AGENDA
BULLET AGENDA
MINCEUR HEALTHY
STOP SMOKING
AYURVEDA
VÉLO TRAINING
MINCEUR
MINCEUR
DÉFI VOYAGE SOLO
HIIT
CRISTAL POWER
MACADAMTRAINING
MINCEUR
BAIN DE FORÊT
ATTITUDE BODY POSITIVE
PILATES INTENSIF
PILATES BOOTY
RITUEL POWER
LUNE
MASSAGE
IKIGAI
OBJECTIF MINCEUR EN 12 SEMAINES
MARIAGE
SOPHRO
OBJECTIF ZÉRO SUCRE EN 12 SEMAINES
PILATES MINCEUR
GAINAGE
ZÉRO DÉCHET
TAROT
OBJECTIF BIKINI EN 12 SEMAINES
FIT & GREEN
CARDIO-PILATES
HUILES ESSENTIELLES AU FÉMININ
OBJECTIF BUDGET EN 12 SEMAINES
OBJECTIF TRAINING EN 12 SEMAINES
FÉMININ SACRÉ
COCOONING AVEC LES PLANTES
YOGA FÉMININ
MES RITUELS YOGA
OBJECTIF BODY CHALLENGE EN 12 SEMAINES
BODY SCULPT
ASTRO
KUNDALINI YOGA
ZÉRO GRAS
HAPPY FEELINGS
STRONG YOGA
MON CAHIER 2021
HIIT YOGA
INTUITION
HAPPY AT WORK
ABDOS SCULPT
YOGA MINCEUR
MÉDITATION AVEC LE SON
GLOW
CHAMANE
SEXO
YIN YOGA
SÉRÉNITÉ
VENTRE HEUREUX
CHAKRAS
POWER ATTITUDE
HYPERSENSIBLE
PLANTES MAGIQUES
RESPIRATION
SELF LOVE
ÉCRITURE
FERTILITÉ
PILATES FÉMININ
ENDOMÉTRIOSE
MON CAHIER

LES BEAUTIFUL GIRLS,
C'EST TOUTE UNE COMMUNAUTÉ !

Retrouvez plein de bonus, de conseils feel good,
des recettes, des trainings,
et des actus tendance MADE BY MON CAHIER !

Un lieu rien que pour vous :
http://mylifeisbeautiful.fr/

Une communauté de filles stylées :
VOUS DÉCHIREZ
mylifeisbeautiful.fr mylifeisbeautiful.fr

Direction : Jean-Louis Hocq
Direction éditoriale : Marion Guillemet-Bigeard
Directrice de collection : Juliette Collonge
Édition : Gwladys Greusard
Correction : Véronique Badin
Conception et mise en couleur de la couverture : Stéphanie Brepson
Rabats : Sophie Delannoy
Mise en pages : Nord Compo
Fabrication : Laurence Duboscq

MIXTE
Papier issu de sources responsables
FSC® C003309

ISBN : 978-2-263-17588-6
Code éditeur : L17588

Dépôt légal : septembre 2022
Imprimé en France par Clerc
94, rue de la Brasserie, 18200 Saint-Amand-Montrond

SolarEditions mylifeisbeautiful.fr
solar_editions mylifeisbeautiful.fr

Solar, un département d'édi8
92, avenue de France
75013 Paris